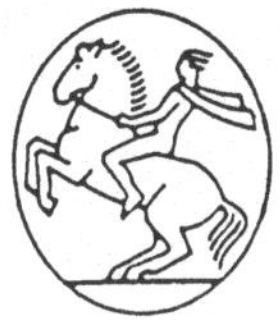

Österreichische Gesellschaft für
Psychoonkologie (Hrsg.)

Jahrbuch der Psychoonkologie 1994

Springer-Verlag Wien New York

Österreichische Gesellschaft
für Psychoonkologie
Berggasse 20/25
A-1090 Wien

Gedruckt mit Unterstützung des
Bundesministeriums für Wissenschaft und Forschung

Satz: H. Meszarics · Satz & Layout · A-1200 Wien
Gedruckt auf säurefreiem, chlorfrei gebleichtem Papier – TCF

Mit 4 Abbildungen

ISBN 978-3-211-82617-1   ISBN 978-3-7091-9374-7 (eBook)
DOI 10.1007/978-3-7091-9374-7

Inhaltsverzeichnis

Autorenverzeichnis

Bilek Hans Peter, Dr. med., Facharzt für Psychiatrie und Neurologie, Psychotherapeut, Obmann der Österreichischen Gesellschaft für Psychoonkologie, Berggasse 20/25, A-1090 Wien

Ebell Hansjörg, Dr. med., Breisacherstraße 4, D-81667 München

Eckensberger Lutz, Prof. Dr. Dipl. Psych., Universität des Saarlandes, Fachrichtung Psychologie 6.4., Im Stadtwald, D-66123 Saarbrücken

Fawzy I. Fawzy, Dr. med., Professor und stellvertretender Vorsitzender der Abteilung für Psychiatrie und Bioverhaltenswissenschaften der Universität Kalifornien, Medizinische Fakultät, Los Angeles

Felsberger Christa, Dr. phil., klinische Psychologin und Gesundheitspsychologin, klientenzentrierte Psychotherapeutin, Psychotherapeutin im St.-Anna-Kinderspital, Wien

Gadner Helmut, Univ.-Prof., Dr. med., Facharzt für Kinder- und Jugendheilkunde, pädiatrischer Hämatologe und Onkologe, ärztlicher Leiter des St.-Anna-Kinderspitals, Wien

Goodare Heather, M.A. (Oxon), Diplom in psychologischer Betreuung (Brighton), hatte 1986 Krebs; stellte dabei fest, daß es für Krebspatienten kaum psychische Unterstützung gab und entschloß sich zu einer Ausbildung als Betreuerin. Sie betreibt nun eine Privatpraxis und arbeitet ehrenamtlich in Krebs- und Selbsthilfegruppen. Kürzlich übersetzte sie die „Einführung in die Psychoonkologie" des Schweizer Psychiaters Patrice Guex aus dem Französischen (Routledge 1993)

Hartmann Matthias, Dipl. Psychologe, Soziologe M.A., Psychotherapeut BDP, Tulpenweg 4a, D-64839 Münster bei Dieburg

Kahleyss Martin, Dr., Hohenstaufenstraße 1, D-80801 München

Kreibich-Fischer Renate, Dr. Dipl. Psych., Goethestraße 33c, D-14163 Berlin-Zehlendorf

Lenzen Dieter, Prof. Dr., Freie Universität Berlin, Forschungszentrum für historische Anthropologie, Arnimallee 10, D-14195 Berlin

Mörwald Elisabeth, Dipl. Krankenschwester, Chirurgische Abteilung des Kaiserin Elisabethspitals, Huglgasse 1–3, A-1150 Wien

Rowland Julia, Ph.D., Assistenzprofessor an der Medizinischen Fakultät Georgetown und Leiterin des dortigen Psychoonkologie-Programms

Stierlin H., Prof. emer. Dr. Dr., Kapellenweg 19, D-69121 Heidelberg

Topf Reinhard J., Dr. phil., klinischer Psychologe und Gesundheitspsychologe, personenzentrierter Psychotherapeut, Psychotherapeut in freier Praxis und Leiter der psychosozialen Beratung der pädiatrischen Onkologie des St.-Anna-Kinderspitals, Wien

Trimmel Josef M., Diplomsozialarbeiter, Individualpsychologe (Adler), personenzentrierter Psychotherapeut in freier Praxis, ehemals Psychotherapeut im St.-Anna-Kinderspital, Wien

Vachalek Lea, Diplomkindergärtnerin, klientenzentrierte Psychotherapeutin, Psychotherapeutin in freier Praxis und im St.-Anna-Kinderspital, Wien

Wissenschaftlicher Teil

Die Verlaufserfassung von Tumorschmerzsyndromen

H. Ebell, C. Przetak und T. Kapsner

Zusammenfassung

Die Behandlung von Tumorschmerzsyndromen erfordert ein Behandlungskonzept, das den komplexen Beziehungen zwischen der Krebserkrankung und deren individueller Verarbeitung, insbesondere dem dadurch verursachten Leiden, gerecht wird. Die Kombination einer medikamentösen Therapie nach den Richtlinien der Weltgesundheitsorganisation (WHO) mit psychosozialen Unterstützungsmaßnahmen hat sich als günstig erwiesen.

Erste Ergebnisse einer kontrollierten, klinischen Studie (gefördert aus Mitteln der Deutschen Krebshilfe) zur Untersuchung des Stellenwerts von Selbsthypnose im Rahmen eines Gesamttherapiekonzepts für Tumorschmerzen belegen die Wirksamkeit dieses Behandlungsansatzes. Sowohl die „Intensität" der Schmerzempfindung wie auch das „Leiden an den Schmerzen" – gemäß den Angaben der Patienten auf visuellen Analogskalen in einem über 10 Wochen geführten „Schmerztagebuch" konnten verringert werden.

Über die konfirmatorische Analyse von „Vorher-Nachher" Messungen hinaus verspricht die Methodik der zeitreihenanalytischen Auswertung von Tagebuchverlaufsdaten von Patienten bzw. ein longitudinales Studiendesign (Einzelfallanalysen) aufschlußreiche Erkenntnisse für die Erforschung der Wirksamkeit von Therapieinterventionen bei chronischen Erkrankungen, insbesondere bei Tumorschmerzsyndromen.

Schlüsselwörter: Tumorschmerztherapie, psychosoziale Unterstützung, Selbsthypnose, Schmerztagebuch, visuelle Analogskalen, Zeitreihenanalyse

Summary

The complex interaction of suffering and pain in cancer patient requires a treatment approach that integrates psychological as well as pharmacological intervention. This presentation focusses on the approach and preliminary data of a controlled clinical study. Conducted with the help of a grant by the German Cancer Society („Deutsche Krebshilfe") the study examined the use of self-hypnosis as a supplement to a pharmacological treatment concept based on World Health Organisation guidelines.

Self-hypnosis can play an effective part in a diversified and comprehensive therapeutic concept by reducing „pain intensity" and „suffering" as measured by visual analogue scales. A longitudinal research design of single case studies employing time series analysis to the data of patients' „pain diaries" (10 week periods) can prove significant in researching the effects of therapeutic intervention on the course of chronic disease in general, and on cancer related pain syndromes in particular. This perspective reveals more information than „pre-post" measurements.

Keywords: Cancer pain therapy, psychosocial support, self hypnosis, ‚pain-diary‘, visual analogue scales, time series analysis.

Psychosoziale Aspekte der Tumorschmerztherapie

Der Versorgungssituation chronischer Schmerzpatienten wird von seiten der Medizin, aber auch von Öffentlichkeit und Politik, in den letzten Jahren zunehmend größere Aufmerksamkeit gewidmet. 1986 wurde eine diesbezügliche Untersuchung für die Bundesrepublik Deutschland vorgelegt [23]. Neben spezialisierten Einrichtungen an Universitätskliniken und großen Krankenhäusern (Schmerzambulanzen) ist inzwischen ein Netz schmerztherapeutischer Einrichtungen entstanden [8].

Die Behandlung von Tumorschmerzsyndromen sollte jedoch nicht nur Aufgabe spezieller Einrichtungen sein. Ausgehend von den Therapieerfahrungen der angelsächsischen Hospizbewegung hat sich die medikamentöse Schmerztherapie mit Morphin als zentralem, analgetisch wirksamen Medikament durchgesetzt. Der überwiegende Anteil der Schmerzsyndrome aufgrund eines Tumorleidens läßt sich damit unter Kontrolle bringen [5, 7]. Weltweit positive Erfahrungen über viele Jahre führten dazu, daß die Weltgesundheitsorganisation Standardrichtlinien zur medikamentösen Therapie in Form einer Stufenleiter veröffentlichte [21]. Eine deutsche Übersetzung liegt seit 1988 vor [22].

Ziel der ärztlichen Bemühungen um eine symptomatische Therapie bei Krebspatienten sollte die Verbesserung der Lebensqualität sein. Die medikamentöse Therapie nach dem WHO-Stufenplan ist dabei zentrales Element. Sie bedarf im Verlauf der Erkrankung häufiger Ergänzungen. Psychosozialen Unterstützungsmaßnahmen mit dem Ziel, die Patienten möglichst in ihrer gewohnten Umgebung zu belassen und nicht der Isolation im Krankenhaus auszusetzen, kommt dabei große Bedeutung zu. Insbesondere im fortgeschrittenen Erkrankungsstadium werden körperliche Schmerzinformationen von den Patienten emotional sehr unterschiedlich bewertet. Die Beschäftigung mit einem wahrscheinlichen beziehungsweise nahen Todeseintritt muß in diagnostische und therapeutische Überlegungen einer Therapieplanung miteinbezogen werden. Es sollte angestrebt werden, die Patienten nicht als Empfänger medizinischer Maßnahmen zu entmündigen – und seien diese auch noch so gut geplant und erfolgreich – sondern sie als verantwortliche Träger lebenswichtiger Entscheidungen zu begreifen. Kann eine selbstverantwortliche Haltung der Patienten auch im Rahmen eines Gesamttherapiekonzeptes für Tumorschmerzen eine Rolle spielen?

In der Schmerzambulanz des Klinikums Großhadern wird seit über zehn Jahren kontinuierlich an der Entwicklung angemessener Therapiekonzepte für diesen Problembereich gearbeitet. Mit Unterstützung aus Forschungsmitteln der Deutschen Krebshilfe war es möglich, den Schmerzpatienten anzubieten – zusätzlich zu einer medikamentösen Therapie –, Selbsthypnose zur Symptomkontrolle zu erlernen. Über die Hälfte der Tumorschmerzpatienten, die der Ambulanz vorgestellt wurden, äußerte zumindest Interesse an dieser Möglichkeit. Etwa ein Drittel der interessierten Patienten willigte in eine langfristige Dokumentation des Verlaufes ihrer Schmerzsymptomatik ein. Bezogen auf die gesamte Klientel der Schmerzambulanz konnten nur wenige Patienten die aus methodischen Gründen sehr hoch angesetzten Anforderungen einer lückenlosen Dokumentation über einen Gesamtzeitraum von zehn Wochen erfüllen. Trotzdem erscheint die Akzeptanz unseres auf den ersten Blick „exotisch" wirkenden Angebotes, Selbsthypnose zu erlernen, relativ hoch. Dies mag auch daran liegen, daß unser klinischer Forschungsansatz beziehungsweise unser Angebot der Selbsthypnose von einem seit Jahren eingearbeiteten Team, eingebettet in die Routineversorgung, gemacht werden konnte.

Selbsthypnose als adjuvantes Angebot im Rahmen eines Gesamttherapiekonzeptes

In der Literatur über die Anwendung von Hypnose bei Krebsschmerzen überwiegen Falldarstellungen. In diesen Veröffentlichungen wird das Vorgehen häufig nur als „Hypnose" bezeichnet und nicht weiter erläutert. Nur selten wird das Thema „Selbst"-hypnose, das heißt, die aktive Leistung des Patienten, zum Thema gemacht [9, 16].

Unser Vorgehen war folgendermaßen: Interessierte Patienten führten ein sogenanntes Schmerztagebuch (Abb. 1) über einen Zeitraum von insgesamt zehn Wochen. Nach einer Vorperiode von zwei Wochen wurden sie randomisiert jeweils einer von zwei Gruppen zugeteilt: Die eine Gruppe erhielt eine Anleitung zu Autosuggestionsübungen auf Tonband zusätzlich zur medikamentösen Therapie (Behandlung A), während die andere Gruppe mit medikamentöser Therapie alleine, ohne Tonbandübungen (Behandlung B), behandelt wurde (= Periode 1). Nach vier Wochen erfolgte ein Wechsel von Behandlung A nach Behandlung B beziehungsweise umgekehrt (= Periode 2). Hauptzielkriterien waren die Angaben auf den visuellen Analogskalen der Tagebücher zur „Schmerzintensität" beziehungsweise zum „Leiden an Schmerzen". Von 316 in der Schmerzbehandlung im Kernerhebungszeitraum von 15 Monaten vorgestellten

Patienten wurden 62 auf die Randomisierungsliste eingetragen. 32 davon
erfüllten alle Voraussetzungen des Studienprotokolls und wurden in die
statistische Auswertung hineingenommen (Abfolge AB: n = 15; Abfolge
BA: n = 17).

Institut für Anästhesiologie – Prof.Dr.K.Peter
Schmerzambulanz, Klinikum Großhadern (Dr.Beyer/Dr.Ebell)

Tagebuch (06)

Name:

Füllen Sie dieses Blatt für Ihr
Tagebuch bitte abends (möglichst
immer zu gleichen Zeit) aus.

Datum:
/   /

Bitte nicht ausfüllen
(Auswertung EDV)

1. Wie gut ging es Ihnen heute insgesamt?

Bitte markieren Sie einen Punkt von 0 bis 100 auf Ihrem "Stimmungs-
barometer"

0   100
("absoluter Tiefpunkt")   ("bestmögliche Stimmung")

2. Wie aktiv waren Sie heute?

O Normal; unbeschränkte Aktivitäten (1)

O Eingeschränkte Aktivitäten; mit Anstrengung (2)

O Kann aufstehen; brauche gelegentlich Hilfe und Pflege (3)

O bin bettlägerig (4)

3. Hatten Sie heute Schmerzen?
(Antworten (a) und (b) sind möglich)
O nein (0)
(a) O ja, 1 bis 2 Schmerzattacken (1)
O ja, 3 und mehr Schmerzattacken (2)

Bitte markieren Sie einen Punkt von 0 bis 100 auf
ihrer "Anfallsschmerzskala"

0   100
("gar nicht")   ("stärker nicht vorstellbar")

(b) O ja, Dauerschmerzen (3)

Bitte markieren Sie einen Punkt von 0 bis 100 auf
ihrer "Dauerschmerzskala"

0   100
("gar nicht")   ("stärker nicht vorstellbar")

4. Haben Sie heute sehr unter Ihren Schmerzen gelitten?
Bitte markieren Sie einen Punkt von 0 bis 100 auf Ihrer "Leidensskala"

0   100
("gar nicht")   ("stärker nicht vorstellbar")

Ma

Abb. 1. Patienten-Tagebuch Seite 1

Tumorschmerzsyndrome im Verlauf

Die klinische Erfahrung zeigt, daß die Befindlichkeit der Patienten im Verlauf der Erkrankung einem ständigen Wandel unterworfen ist. Die Angaben des Schmerztagebuches wurden von uns als „Meßinstrument" für die subjektive Schmerzempfindung verwandt. Diese Daten fallen natürlicherweise als Zeitreihen an. Sie dienen als Grundlage einer deskriptiven graphischen Darstellung sowie zu einer univariaten und multivariaten Zeitreihenberechnung nach dem ARIMA-Modell [3]. Der Begriff ARIMA steht für folgende Komponenten des Modells: AR (autoregressive) – die Zeitreihe nimmt Bezug auf beziehungsweise „erinnert" ihre eigene Entwicklung; I (integrated) – es bedarf besonderer Berücksichtigung, wenn einer Meßreihe ein Trend zugrunde liegt; MA (moving average) – die Zeitreihe berücksichtigt beziehungsweise „erinnert" den Effekt vereinzelter Einflüsse, die neu hinzugekommen sind.

Die Berechnung erfolgt auf einem Personalkomputer mit Hilfe der kommerziell erhältlichen Softwareprogramme „AUTOBOX" und „MULTIPLE TIME SERIES/MTS".

Diese Vorgehensweise ist unseres Erachtens eine aussagekräftige Darstellungsmöglichkeit zur Verlaufserfassung von Tumorschmerzsyndromen. Darüber hinaus scheint es auch möglich, damit Interventionseffekte nachzuweisen. In diesem Rahmen sollen drei Gesichtspunkte beispielhaft vorgestellt werden:

1. Die univariate zeitreihenanalytische Verlaufsdarstellung. Der vorgestellte Patient, Herr B., hat unserer Einschätzung nach erheblich von der Anwendung der Selbsthypnose profitieren können.

2. Die Darstellung der multivariaten Zeitreihenanalyse einiger Tagebuchdaten. Bei dieser Patientin, Frau O., traten keine wesentlichen Änderungen ein. Es sind jedoch interessante Zusammenhänge der gemessenen Größen im Sinne eines rückgekoppelten „Systems" zu beobachten.

3. Vergleich der Behandlungen in Periode 1 und Periode 2.

Univariate zeitreihenanalytische Verlaufsdarstellung

Patient B. (67 Jahre). Diagnose: Karzinom der rechten Niere. Zustand nach Nephrektomie links wegen traumatischer Nierenruptur vor 40 Jahren. Dauerschmerzen in der rechten Flankenregion. Ambulante medikamentöse Schmerztherapie (schwaches Opiat und peripher wirksames Analgetikum). Der Patient konnte sich nicht zu einer radikalen Operation (Nephrektomie) entschließen, da er damit wegen der früheren Nierenentfernung auf der linken Seite dialysepflichtig geworden wäre. Er setzte große Hoffnung auf eine Behandlung durch einen Heilpraktiker (Iscador® und andere), die von der Hausärztin geduldet wurde. Über den Gesamtzeitraum der erhobenen Studiendaten wurden keine diagnostischen oder therapeutischen Maßnahmen für das Grundleiden durchgeführt und war klinisch auch keine Progredienz des Krebswachstums zu vermuten. Zum Ende der Behandlung benötigte der Patient nur noch einen Bruchteil der anfänglichen Medikation und konnte sich durch Selbsthypnoseübungen ausreichende Linderung verschaffen. Herr B. führte seine Übungen meist selbständig, ohne Tonbandanleitung, durch. Dabei verwandte er eine visuelle Phantasie von einem Ort, an dem er sich sehr wohl fühlte und der ihm seit Jahrzehnten von seinen Spaziergängen her vertraut war. Die univariate Zeitreihenanalyse identifiziert einen signifikanten Nieveauunterschied der Angaben auf der visuellen Analogskala zur Schmerzintensität (Abb. 2).

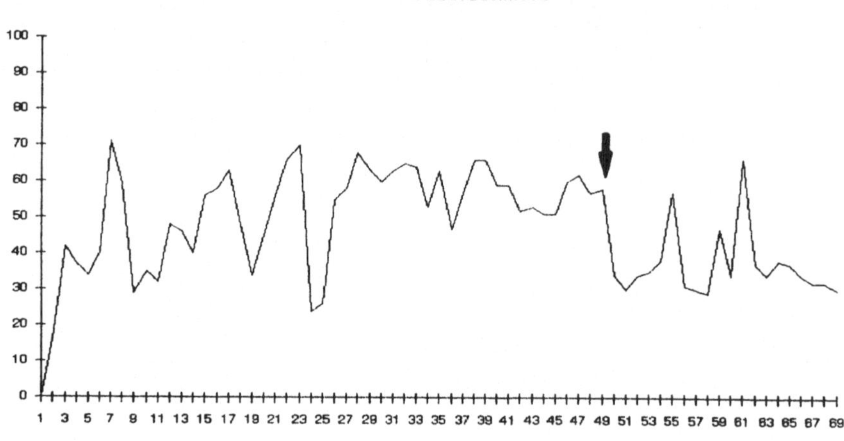

Abb. 2. Univariate Zeitreihenanalyse der Visuellen Analogskala „Schmerz" (Patient B)

Anläßlich einer Kontrolluntersuchung wurde eine prognostisch infauste Progredienz des Tumorleidens diagnostiziert. Dies macht deutlich, daß die Nozizeption („Schadensmeldung" bezüglich invasivem Tumorwachstum) nur *eine* Komponente der Schmerzempfindung darstellt. Der Patient verstarb bald darauf ohne Schmerzprobleme.

Multivariate Zeitreihenanalyse einiger Tagebuchdaten

Frau O. (52 Jahre) war an einem Nierenkarzinom operiert worden. Ihre Schmerzen sprachen klinisch für eine vorhandene Metastasierung, die jedoch zum Zeitpunkt der Studie nicht nachgewiesen werden konnte. Die multivariate Zeitreihenanalyse der VAS-Werte dieser Patientin (Abb. 3) zeigt die Beziehungen und gegenseitige Beeinflussung von zwei oder mehr Zeitreihen untereinander und weist somit auf die Dynamik der ablaufenden Prozesse hin (Rückkopplungen in einem Regelkreis). So ist erkennbar, daß die Schmerzintensität bei dieser Patientin sowohl das Leiden (– 0.418) als auch die von der Patientin erwartete Schmerzselbstkontrolle (0.483) mit einer Latenz von zwei Tagen beeinflußt. Die Schmerzintensität wirkt auf den Schmerz des nächsten Tages verstärkend (0.379) und schwächt den vom übernächsten Tag ab (– 0.741).

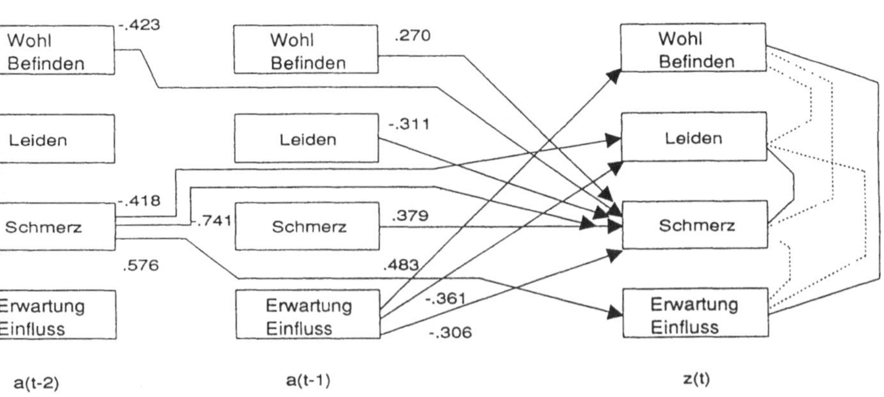

Abb. 3. Multivariate Zeitreihenanalyse von vier visuellen Analogskalen (Patientin O)

Im „System" dieser Patientin wird deutlich, daß die angegebene Schmerzempfindung von allen erfaßten Parametern beeinflußt wird und ihrerseits wieder andere Parameter reguliert. Auch die erwartete Schmerzselbstkontrolle mit der entsprechenden Frage des Schmerztagebuches „Wie sehr glauben Sie, morgen Ihre Schmerzen selbst beeinflussen zu können?" spielt eine zentrale Rolle: Sie reguliert das Wohlbefinden herauf (0.483), Leiden (–0.361) und Schmerz (–0.306) herunter. (Die angegebenen Koeffizienten sind Gewichtungen der Variablen, die neben dem Zufall den Wert der Meßgröße mitbestimmen. Sie sind somit ein Maß für den Einfluß auf die Meßgröße.)

Unterschiedliche Wirkung der Behandlung in Periode 1 und Periode 2

Behandlung A (mit Selbsthypnose/Tonbandanleitung) und Behandlung B (ohne Tonbandunterstützung) wurden anhand der Hauptzielkriterien „Schmerz" und „Leiden" in einem unabhängigen Mann-Whitney-Rangsummentest sowohl in Periode 1 als auch in Periode 2 miteinander verglichen. Der Test wurde mit den Differenzen der Werte von Periode 1 beziehungsweise Periode 2 zu den Ausgangswerten der Vorperiode durchgeführt. Dabei zeigte sich in Periode 1 unter der Behandlung A sowohl eine Besserung der Schmerzintensität als auch des Leidens im Vergleich zu Behandlung B. Diese Besserung war statistisch signifikant ($p = 0.0114$ für „Schmerz"; $p = 0.0164$ für „Leiden"). Die Besserung des Zustandes der Patienten blieb auch nach dem Wechsel der Behandlungen in Periode 2, wenn auch abgeschwächt, bestehen ($p = 0.0698$ für „Schmerz"; $p = 0.0182$ für „Leiden").

Relevanz solcher Ansätze zur psychosozialen Schmerzforschung in der Onkologie

Univariate zeitreihenanalytische Betrachtungsweise der Verlaufsdokumentation

Nimmt man das Beispiel des Patienten B. (s. Abb. 2), so erscheint es offensichtlich, daß man mit einer einfachen „Vorher-/Nachher"-Messung zu ganz unterschiedlichen Ergebnissen gekommen wäre, je nachdem, ob man Tag 7 (erste Woche) mit Tag 28 (vierte Woche) beziehungsweise Tag 7 (erste Woche) mit Tag 56 (achte Woche) verglichen hätte. Im ersten Fall hätte man „keine Veränderung" festgestellt, im zweiten Fall hätte man die Therapie als „erfolgreich" bezeichnen können. Die Identifikation sogenannter „step inputs" (Pfeil in Abb. 2) nach dem ARIMA-Modell, das heißt statistisch signifikanter Veränderungen, ermöglicht es, Phasen zu unterscheiden beziehungsweise Therapieeffekte zu identifizieren, die zu stabilen Niveauveränderungen führen; bei diesem Patienten zum Beispiel ab dem 49. Tag – 21.2 für „Schmerz" und – 20.6 für „Leiden".

Als Basis solcher Berechnungen gilt heute die Übersetzung individueller Empfindungen in die Meßstrecken der visuellen Analogskalen als akzeptabel. Sie hat sich insbesondere auch im klinischen Alltag als praktikabel erwiesen [12, 13]. Ergänzungen durch Tests beziehungsweise zusätzliche Dokumentation von Aktivitätsindizes und anderen „Meßinstrumenten" bis zur Durchführung ausführlicher Interviews (zum Beispiel zur Beurteilung familiärer Unterstützung oder ähnliches) können hinzugefügt werden. Damit ergibt sich zweifelsohne ein genaueres Bild der Lebensqualität und Situation der Patienten oder relevanter Veränderungen. Darum werden auch zu Recht vor allem Untersuchungen nach einem Längsschnitt-Studiendesign gefordert, um genauere Verlaufsinformationen zu erhalten [10].

Die multivariate Zeitreihenanalyse der Tagebuchdaten

Es ist für Kliniker eine alltägliche Erfahrung, daß einzelne Patienten trotz schwieriger Ausgangssituation gut zurechtkommen, während dies bei anderen Patienten, trotz relativ günstig scheinender objektiver Ausgangsbedingungen, nicht der Fall ist. Welche eigenen Fähigkeiten und Möglichkeiten bringen Patienten mit beziehungsweise können sie erwerben, um mit ihren Schmerzen umzugehen? Die multivariate Analyse von Zeitreihendaten (zum Beispiel den Visuellen Analogskalen) erscheint diesbezüglich besonders interessant:
- „Anhand des anzupassenden Zeitreihenmodells ergeben sich Hinweise auf die Struktur der untersuchten Prozesse bezüglich deren serieller Abhängigkeit und der Periodik. (Die Verlaufsdaten können dadurch als individuelles dynamisches System betrachtet werden.)
- „Man kann mit Hilfe von Kreuzkorrelationen (Korrelationen über die Zeit) feststellen, welche Variablen welchen anderen vorauslaufen und erhält so Hinweise auf mögliche Wirkungszusammenhänge mit Zeitverzögerungen." (Zitate nach [11]).

In dem vorgestellten Fall der Patientin O. zeigt sich, daß die Größenordnung der Voraussage, inwiefern sie am nächsten Tag ihren Schmerz beeinflussen zu können glaubt (coping expectation), eine wichtige Regulationsgröße ist. Dies ist im Hinblick auf die Hypothese der „self efficacy" [2] – sinngemäß bedeutet das die „Übernahme der Verantwortung für die eigene Befindlichkeit" – ein sehr interessanter Befund, der an Hand der multivariaten Berechnung der übrigen Patientendaten genauer überprüft werden wird [1].

Unterschiedliche Wirkung der Behandlungen in Periode 1 und Periode 2

In Reviewartikeln [17, 19, 20] wird die Bedeutung von Fallberichten über die Wirkung von Hypnose bei Schmerzen zwar als informativ gewürdigt, es wird jedoch auf die dringende Notwendigkeit kontrollierter klinischer Studien hingewiesen. Die in unserer Studie registrierte statistisch signifikante Besserung der Befindlichkeit der Patienten in der Phase mit Tonbandunterstützung ist ein wesentlicher Befund. Dadurch werden die Ergebnisse anderer kontrollierter Studien, zum Beispiel bei jugendlichen Tumorschmerzpatienten, bestätigt, die sich häufigen diagnostischen oder therapeutischen Eingriffen unterziehen mußten; bei ihnen konnte Selbsthypnose signifikante Besserungen erzielen [6].

In Anbetracht der weitreichenden Konsequenzen, die eine Empfehlung einer generellen Anwendung von psychotherapeutischen Ansätzen (zum Beispiel in diesem Falle des Angebotes, Selbsthypnoseübungen mit Unterstützung eines Tonbandes zu erlernen) mit sich bringt, ist eine Verallgemeinerung derzeit noch nicht zulässig. Die klinischen Erfahrungen mit unseren Studienpatienten sind jedoch sehr ermutigend. Bei diesen handelte es sich nämlich sicher um eine „Negativauslese" im Hinblick auf Art und Umfang der anstehenden therapeutischen Probleme. Paradoxerweise mag jedoch diese ausgesprochen schwierige Ausgangssituation, bei guter therapeutischer Führung beziehungsweise Begleitung, zu einem stark motivierenden Faktor für die Patienten geworden sein. Der Gedanke einer „Hilfe zur Selbsthilfe" setzt ja gewissermaßen Motivation und Fähigkeiten voraus, die „nur" fachkundiger Anleitung bedürfen.

Wir sind überzeugt, daß es sinnvoll und notwendig ist, in weiteren kontrollierten Untersuchungen sehr genau zu überprüfen, ob die gefundenen günstigen Effekte eher als Erfolg der Begleitung durch ein erfahrenes Team verstanden werden können oder ob die auf dem Tonband enthaltene Übung per se einen solchen spezifischen Effekt auszuüben vermag. Die vorgesehene Zuwendungszeit für die Patienten war zwar in beiden Behandlungsphasen (Periode 1 und 2) gleich bemessen, die Inhalte des Patienten-Therapeuten-Austausches aber in der Phase mit Tonbandanleitung selbstverständlich intensiver auf den Prozeß der inneren Beschäftigung mit Erkrankung, Symptomkontrolle und anderes gerichtet.

Ausblick

Klinisch beeindruckende, positive Erfahrungen einzelner Patienten mit Selbsthypnose zur symptomatischen Linderung bei Tumorschmerzen, die selbstverständlich an individuelle Besonderheiten gebunden sind, können nur bedingt verallgemeinert werden. Selbstverständlich ist aber auch jeder klinische Forschungsansatz zur Überprüfung einer Methode – gerade bei einem engagierten Behandlungsteam – nur mit unmeßbaren beziehungsweise unwägbaren persönlichen Anteilen durchführbar. Um eigene Vorurteile oder eigenes Wunschdenken im Zaum zu halten, bedarf es weiterer kontrollierter Studien [4, 18].

Psychosoziale Forschungsansätze in der Onkologie zeitigen ermutigende Ergebnisse: In einer prospektiven Studie der Stanford University, USA, wurde nachgewiesen, daß eine psychosoziale Intervention, bestehend aus einem wöchentlichen Gruppentreffen mit Unterweisung in Selbsthypnose zur Symptomkontrolle, geeignet ist, die Lebensqualität von Patientinnen mit Mammakarzinom zu verbessern [14]. Darüber hinaus war auch ihre Überlebenszeit deutlich verlängert [15].

Auf dem Gebiet der psychosozialen Forschung bei Krebserkrankungen werden wissenschaftliche Argumente für eine Hypothese gesammelt, die dem Alltagsverständnis plausibel erscheint: Ein Mensch, der sich in einer schwierigen oder ausweglosen Situation befindet, wie zum Beispiel bei einem fortgeschrittenen Tumorleiden, hat dann am meisten Kräfte zur Verfügung, wenn seine Lebensqualität hoch anzusetzen ist. Er kann aber dem Krankheitsprozeß wenig entgegensetzen beziehungsweise kann den Verlauf kaum beeinflussen, wenn er durch die Erkrankung oder die Folgen der Therapie stark belastet ist.

Solche Erkenntnisse können dazu beitragen, der Lebensqualität der Patienten in der alltäglichen Routine mehr Aufmerksamkeit zu widmen. Unterstützt durch die Erkenntnisse weiterer kontrollierter klinischer Forschung könnte daraus sogar langfristig ein Schwerpunkt therapeutischer Bemühungen werden.

Danksagung

Wir danken Herrn K. Ackermann, Psychologisches Institut der Universität Tübingen, für die Überlassung der Daten zur multivariaten Zeitreihenanalyse (Abb. 3).

Literatur

1. Ackermann K, Streit U, Ebell H, Steitz A, Zalaman IM, Revenstorf D (1992) Using multivariate time series models in systemic analysis. In: Tschacher W, Schiepek G, Brunner EJ (eds) Self organization and clinical psychology. Springer, Berlin Heidelberg New York Tokyo
2. Bandura A (1977) Self-efficacy: toward an unifying theory of behavioral change. Psychol Rev 84: 191–215
3. Box GEP, Jenkins GM (1970) Time series analysis: forecasting and control. Holden-Day, San Francisco

4. Greer S (1989) Can psychological therapy improve the quality of life of patients with cancer? Br J Cancer 59: 149–151
5. Hankemeier U, Bowdler I, Zech E (1989) Tumorschmerztherapie. Springer, Berlin Heidelberg New York Tokyo
6. Hilgard JR, Lebaron S (1984) Hypnotic relief of pain in children with cancer. Kaufmann, Los Altos
7. Hölzel D, Rust M, Ebell H, et al (1989) Empfehlungen zur Tumornachsorge und Schmerztherapie. Bayerisches Ärztebl 7
8. Keller J, Zimmermann M (1989) Schmerztherapeuten-Verzeichnis. Schmerztherapeutische Einrichtungen in der Bundesrepublik Deutschland. Im Auftrag der Gesellschaft zum Studium des Schmerzes für Deutschland, Österreich und die Schweiz. Universität Heidelberg
9. Orne MT, Dinges DF (1984) Hypnosis. In: Wall PD, Melzack R (eds) Textbook of pain. Churchill Livingstone, Edinburgh London Melbourne New York, pp 806–816
10. Portenoy RK (1990) Pain and quality of life: clinical issues and implications for research. Oncology 4 (S): 172–178
11. Revenstorf D, Keeser W (1979) Zeitreihenanalyse von Therapieverläufen – ein Überblick. In: Petermann F, Hehl FJ (Hrsg) Einzelfallanalyse. Urban & Schwarzenberg, München Wien Baltimore, S 183–228
12. Schülin C, Seemann H, Zimmermann M (1989) Erfahrungen mit der Anwendung von Schmerztagebüchern in der ambulanten Versorgung von Patienten mit chronischen Schmerzen. Der Schmerz 3: 133–139
13. Seemann H (1987) Anamnesen und Verlaufsprotokolle chronischer Schmerzen in der Praxis. Ein Überblick. Der Schmerz 1: 3–13
14. Spiegel D, Bloom JR (1983) Group therapy and hypnosis reduce metastatic breast carcinoma pain. Psychosom Med 45, 4: 333–339
15. Spiegel D, Bloom JR, Kraemer HC, et al (1989) Effect of psychosocial treatment on survival of patients with metastatic breast cancer. The Lancet 14: 888–891
16. Spiegel D (1985) The use of hypnosis in controlling cancer pain. Cancer Clinicians 3S (4): 221–231
17. Tan SY (1982) Cognitive and cognitive-behavioral methods for pain control: a selective review. Pain 12: 201–228
18. Trijsburg RW, van Knippenberg FCE, Rijpma SE (1992) Effects of psychological treatment on cancer patients: a critical review. Psychosom Med 54: 489–517
19. Turner JA, Chapman CR (1982) Psychological interventions for chronic pain: a critical review. I. Relaxation training and biofeedback. Pain 12: 1–21
20. Turner JA, Chapman CR (1982) Psychological interventions for chronic pain: a critical review. II. Operant conditioning, hypnosis, and cognitivebehavioral therapy. Pain 12: (1982) 23–46
21. World Health Organization (1986) Cancer pain relief. WHO, Geneva
22. World Health Organization (1988) Therapie tumorbedingter Schmerzen. AV-Kommunikation und Medizin-Verlag, München
23. Zimmermann M, Seemann H (1986) Der Schmerz – ein vernachlässigtes Gebiet in der Medizin? Defizite und Zukunftsperspektiven in der Bundesrepublik Deutschland. Springer, Berlin Heidelberg New York Tokyo

Das Psychosoziale Betreuungskonzept der Pädiatrischen Onkologie des St.-Anna-Kinderspitals

R. Topf, J. Trimmel, L. Vachalek, Ch. Felsberger und H. Gadner

Zusammenfassung

Diese Arbeit beschreibt die Ergebnisse der Integration psychosozialer Strukturen in eine pädiatrisch-onkologische Abteilung. Es werden die Leitlinien des Konzepts, die Aufgaben der Mitarbeiter der psychosozialen Gruppe und die Strukturen der Kooperation mit den Kernberufsgruppen des Spitals vorgestellt. Kritische Anmerkungen zu dem Konzept schließen die Arbeit ab.

Schlüsselwörter: Psychoonkologie, Psychotherapie, pädiatrische Onkologie, Institutionalisierung psychosozialer Arbeit im Krankenhaus.

Summary

This paper describes the results of the integration of psychosocial structures in the oncologic department of a pediatric hospital. The basic principles of the system are presented including the description of the activities of psychosocial workers and the basic concepts of the cooperation of the psychological with the medical staff. In conclusion critical remarks to this setting are discussed.

Keywords: Psychooncology, psychotherapy, pediatric oncology, institutionalized psychosocial work in hospital

1. Einleitung

1.1 Institutionelle Rahmenbedingungen

Das St.-Anna-Kinderspital hat neben 4 Stationen zur Behandlung von Krankheiten der allgemeinen Kinder- und Jugendheilkunde und einer großen internen Ambulanz eine onkologische Abteilung mit 2 Grundstationen (je max. 16 Betten), 1 Knochenmarktransplantationsstation (4 Laminar-air-flow-Einheiten), 1 onkologische Ambulanz sowie 1 Intensivpflegestation für onkologische Patienten. Die onkologische Ambulanz betreut ca. 200 Patienten in der ambulanten Phase der Behandlung und ca. 300 Patienten in der onkologischen Nachsorge. Die onkologische Intensivpflegestation ist derzeit im Aufbau begriffen (2 Beatmungsplätze). Pro Jahr werden insgesamt ca. 110 krebskranke Kinder und Jugendliche neu diagonstiziert, das sind ca. 50 % aller Neuerkrankten in Österreich.

1.2 Historische Anmerkungen

Galt in den sechziger Jahren die Krebserkrankung eines Kindes in der Regel noch als ein beinahe sicheres Todesurteil, so gelang es durch die Fortschritte der Medizin die Heilungsraten entscheidend zu verbessern. Die Überlebenswahrscheinlichkeit eines krebskranken Kindes liegt derzeit bei ca. 70 %, wenn man alle bösartigen Erkrankungen zusammenfaßt [20]. Diese verbesserte Langzeitüberlebensrate ist nur mit einem hohen medizinischen Aufwand zu erzielen. Das bedeutet jedoch für das krebskranke Kind und seine Angehörigen über einen langen Zeitraum hinweg eine äußerst große körperliche, seelische und soziale Belastung. Aufgrund einer realen Abhängigkeit des Kindes von seinen Angehörigen wird durch die Erkrankung das gesamte Familiensystem auf das stärkste mitbetroffen (vgl. [1, 2, 5, 7, 10, 13, 15, 34, 36, 39, 43, 45, 48, 49]).

Die Entwicklung der Krebsbehandlung führte dazu, daß infolge des medizinischen und pflegerischen Aufwandes die behandelnden Ärzte und das Krankenpflegepersonal an die Grenzen ihrer menschlichen Ressourcen kamen. Die betreuenden Berufsgruppen hatten immer weniger zeitlichen Spielraum für die zwischenmenschliche Betreuung der Krebspatienten und deren Angehörigen zur Verfügung. Es stellte sich weiters heraus, daß eine traditionelle Spitalsstruktur mit der Fülle psychosozialer Probleme der krebskranken Kinder und deren Angehörigen nicht mehr ausreichend zurechtkam. Das traditionelle Krankenhauspersonal war außerdem durch die fachliche Ausbildung qualitativ kaum für eine optimale psychosoziale Versorgung des krebskranken Kindes und dessen Familie gerüstet (vgl. 26, 46]). Große menschliche Anstrengung und Initiative des einzelnen Arztes bzw. der Krankenschwester alleine waren zu wenig, um den psychosozialen Problemen gerecht zu werden. Es wurde deutlich, welch hoher emotionaler und menschlicher Belastung die onkologischen Stationsteams selbst ausgesetzt waren, sodaß diese ihrerseits psychosoziale Unterstützung nötig hatten [23, 52].

Aus dieser allgemeinen Überforderung der Ärzte bzw. des Krankenpflegepersonals und aus dem Recht des krebskranken Kindes auf eine optimale medizinische, pflegerische und psychosoziale Versorgung, entstanden auf den onkologischen Abteilungen der meisten Kinderkrankenhäuser (vgl. [46]) sowohl in der BRD als auch in Österreich – vor allem im St. Anna-Kinderspital/Wien – mit Beginn der achtziger Jahre die ersten Versuche der Integration von psychosozial tätigen Mitarbeitern ins Krankenhaus. Diese Entwicklung bedeutete einerseits den Schritt zu einer interdisziplinären Zusammenarbeit von Ärzten, Krankenschwestern und psychosozialen Mitarbeitern, andererseits mußte die Idee einer alleinigen und ganzheitlichen Betreuung des schwerkranken Kindes und seiner Angehörigen durch die Kernberufsgruppen des Spitals aufgegeben werden. Die tendenzielle Abspaltung psychosozialer Belange in der pädiatrisch-onkologischen Patientenbetreuung erfordert daher in der Zusammenarbeit neue institutionelle Strukturen.

2. Leitlinien des Konzepts

Das Konzept der psychosozialen Betreuung versucht den Phänomenen, welche durch eine Krebserkrankung bei einem Kind oder Jugendlichen ausgelöst werden, gerecht zu werden. Im folgenden möchten wir auf diese näher eingehen.

2.1 Ganzheitliche Sichtweise in der Betreuung

2.1.1 Wie bereits in der Einleitung ausgeführt, kann eine Berufsgruppe (z. B. die der Ärzte) dem komplexen Geschehen einer kindlichen Krebserkrankung nicht gerecht werden. Der Kinderarzt wäre überfordert, wenn er versuchte, den vielfältigen psychosozialen Aspekten neben den medizinischen nachzukommen. Da Kinder aufgrund ihrer realen Abhängigkeit von der Erwachsenenwelt und der damit verbundenen Bedürftigkeit nach einer mitmenschlichen Auseinandersetzung, eine Reduzierung der Betreuung auf eine somatische Ebene kaum verzeihen würden, muß einer ganzheitlichen Betreuung Rechnung getragen werden. Wir versuchen, die Krebserkrankung eingebettet in psychische und soziale Bedingungen zu verstehen. Im Gegensatz zu einem klassischen psychosomatischen Behandlungsansatz (vgl. dazu [19, 53]), halten wir das Primat der organmedizinischen Behandlung aufrecht, versuchen jedoch die psychosozialen Aspekte der Erkrankung so weit wie möglich mitzuberücksichtigen. Diese werden im Sinne eines ganzheitlichen Blicks auf den Patienten von der psychosozialen Gruppe in enger Kooperation mit den Ärzten und dem Krankenpflegepersonal wahrgenommen.

2.1.2 In diesem Zusammenhang muß ein anderer wichtiger Aspekt einer möglichen Gefährdung ganzheitlicher Patientenversorgung angesprochen werden. Er ergibt sich aus der Kernaufgabe ärztlicher Tätigkeit bei onkologischen Patienten. Ein pädiatrisch-onkologisch tätiger Arzt hat die schwierige Aufgabe, einem Kind schmerzhafte und langwierige medizinische Prozeduren abzuverlangen, auch wenn er weiß, welch physischen und seelischen Schmerz er dabei dem Kind zufügt. Der Arzt kann dies nur deshalb vor sich und dem Kind bzw. den Eltern rechtfertigen, weil er auf der Grundlage naturwissenschaftlicher Forschung weiß, daß es für das langfristige Überleben des Kindes keine Alternative gibt. Dies erfordert aus psychodynamischer Sicht betrachtet, daß der Arzt eine Affektabspaltung (vgl. [8, 16]) betreiben muß. Dieses Phänomen bedeutet für den Arzt, daß er in der aktuellen Behandlungs- bzw. Therapieentscheidungssituation sein Mitgefühl für das Kind bis zu einem gewissen Grad abspalten muß. Es bestünde ansonsten die Gefahr, daß affektive Momente die medizinische Behandlung ungünstig beeinflussen könnten. Aus dieser Affektabspaltung und einer damit einhergehenden psychischen Abgrenzung gegenüber dem Kind ergibt sich langfristig gesehen die Schwierigkeit, daß das Kind nicht mehr als ganzer Mensch vom ärztlichen Helfer in der Behandlung gesehen wird. Im Idealfall sollte deshalb der behandelnde Arzt ständig zwischen Affektabspaltung und Affektintegration in der Beziehung zum Patienten oszillieren [3]. Psychosoziale Mitarbeiter können in diesem Prozeß für den Arzt eine große Unterstützung sein (vgl. dazu Kap. 3.3.1.2). Die Gefahr einer zu großen seelischen Distanzierung durch die Ärzte und einer damit einhergehenden Delegation der zwischenmenschlichen Agenden an den psychosozialen Mitarbeiter ist aber potentiell immer vorhanden. Wir glauben deshalb, daß durch strukturelle Maßnahmen diesem möglichen Abspaltungsprozeß entgegenzuwirken ist. Das Gesagte trifft in einer ähnlichen Form selbstverständlich auch für die Personen des Krankenpflegepersonals zu.

2.2 Interdisziplinäre Zusammenarbeit und Struktur

2.2.1 Ein anderes Phänomen bezieht sich auf ein gruppendynamisches Element. Je mehr Berufsgruppen an der Betreuung eines Patienten arbeiten, desto größer ist die Gefahr, daß sie nicht koordiniert vorgehen und die sachliche Arbeitsebene der onkologischen Behandlergruppe verlorengeht [6, 27]. Diese Gefahr steigt noch mit der zunehmenden Anzahl an Personen innerhalb jeder Berufsgruppe. Betrachtet man unter diesen Prämissen eine kinderonkologische Station, so zeigt sich, daß insgesamt ca. 9 verschiedene Berufsgruppen (das sind Ärzte, Krankenpflegepersonal, Physiotherapeutinnen, Psychotherapeuten, Kindergärtnerinnen, Lehrerinnen, Musiktherapeutin, Seelsorger und sonstige), d. h. ungefähr 25 Personen, unmittelbar mit dem Patienten arbeiten. Mit der Integration jeder neuen Berufsgruppe steigt die Gefahr eines kommunikativen Chaos sowohl auf der sachbezogenen als auch auf der emotionalen Ebene. Auf rein ärztlich-pflegerischer Ebene wird diesem Umstand durch die traditionelle kommunikative Spitalstruktur, z. B. durch die täglich stattfindenden Stationsvisiten, zwar ein Ordnungsprinzip entgegengesetzt, diese traditionellen Kommunikationsstrukturen werden jedoch der Integration neuer Berufsgruppen nicht gerecht. Beispielsweise kann die Einbringung der psychosozialen Belange in die Stationsvisite zum Verlust der medizinisch-pflegerischen Arbeitsebene führen. Andererseits stellt aber die Abgabe von psychosozialen Belangen an die psychosozialen Mitarbeiter eine ganzheitliche Patientenbetreuung durch die Ärzte und das Krankenpflegepersonal in Frage. Das heißt, daß sich der Arzt oder die Krankenschwester nur mehr für die rein sachlich-medizinischen Belange in der Patientenbetreuung zuständig fühlt bzw. es auch ist (vgl. 2.1.2). Eine solche Entwicklung ist längerfristig gesehen nicht wünschenswert, wie wir anhand eines einfachen Beispiels zeigen möchten. Es könnte z. B. geschehen, daß der behandelnde Arzt aus Unkenntnis des schwierigen sozialen Umfeldes des Kindes (z. B. schlechte hygienische Bedingungen, mangelnde Beaufsichtigung des Kindes usw.) einer Spitalsentlassung zustimmt, somit selbst seine eigenen medizinisch-hygienischen Standards, welche für die Durchführung der Chemotherapie absolut notwendig sind, unterläuft und dadurch das Kind gefährdet. Wir sind deshalb überzeugt, daß es mit der Integration von psychosozialen Berufen in eine Spitalsstruktur zu neuer Strukturbildung kommen muß, um die interdisziplinäre Zusammenarbeit und eine ganzheitliche Betreuung des Krebspatienten zu ermöglichen.

2.2.2 Ein weiteres Phänomen, das für die Bildung neuer Strukturen einer interdisziplinären Zusammenarbeit auf kinderonkologischen Abteilungen spricht, beruht auf der Beobachtung des Übergreifens eines Chaos von einer zuerst somatischen Ebene auf eine psychosoziale. Wenn eine Krebserkrankung in einer Zelle anfängt und sich unkontrolliert und bösartig zu vermehren beginnt, so wird diese somatische Ebene spätestens durch die erfolgte medizinische Diagnosestellung zu einer psychosozialen. Schlagartig wird aus einer vielleicht bis dorthin für das Kind geordneten Welt, eine chaotische und bedrohliche, im schlimmsten Fall sogar eine tödliche. So wie sich für das Kind ab dem Augenblick der Diagnosestellung alles verändert, verändert sich für seine nahen Bezugspersonen von einer Minute auf die andere ebenfalls alles [22]. Die Eltern des Kindes sind in höchster Besorgnis um das Leben des Kindes. Ein Elternteil des Kindes muß vielleicht die berufliche Tätigkeit aufgeben, es resultieren daraus unter Umständen große finanzielle Probleme [12, 13]. Das kranke Kind braucht mehr Zuwendung, die Geschwister leiden und fordern ebenfalls Verständnis, die Ehe kommt vielleicht ins Wanken, usw. [11, 22]. Die Diagnosestellung verändert also abrupt sowohl den Lebensplan des Kindes als auch den der ganzen Familie. Nicht nur das Kind, das ganze soziale Bezugssystem des Kindes – die Familie – kommt ins Trudeln [7, 25, 39, 43].

Mit diesem schwankenden System kommt jeder Mitarbeiter einer onkologischen Station in Berührung. Diese Berührung dauert in der Regel aufgrund der Dauer der Behandlung lange. Da der Kontakt mit anderen Menschen in einem selbst emotionale Bewegung erzeugt, ist jeder Mensch, der mit einem derartig in Aufruhr befindlichen System in Berührung kommt, selbst bedroht, von diesem Chaos „angesteckt" zu werden. Wie stark diese „Ansteckung" im Einzelfall ist, hängt von der jeweiligen Person und ihrer Funktion ab. Als Bediensteter einer onkologischen Station kann und darf aber diesem schwankenden Familiensystem nicht ausgewichen werden. Es gehört schließlich zur beruflichen Aufgabe, sich mit diesem System in seiner jeweiligen Funktion auseinanderzusetzen. Es existiert die Gefahr, daß das System „onkologische Station" selbst von diesem ständigen Chaos, angesichts der vielen Familien, überwältigt und befallen wird. Erschwerend kommt noch hinzu, daß durch die Vielzahl von Berufsgruppen ganz spezifische Kontaktformen und Kommunikationsmuster mit dem betroffenen System „Familie" entstehen. Diese unterschiedlichen Zugänge bieten zwar einerseits die Chance, dem Patienten auf verschiedenen Ebenen gerecht zu werden, bergen aber gleichzeitig die Gefahr des kommunikativen Mißverständnisses mit Spaltungstendenzen im onkologischen Behandlungsteam in sich, welche letztendlich nicht zum Wohle des Patienten sein können. Eine übliche Spitalsstruktur wird diesem Phänomen nicht gerecht werden können.

2.3 Förderung aktiver Krankheitsbewältigung

2.3.1 Wir wollen an dieser Stelle kurz grundsätzlich auf die Bedeutung von schwerer Krankheit für ein Kind bzw. einen Jugendlichen eingehen, insbesondere wollen wir ansatzweise das Verhältnis von „Entwicklung" und „Krankheit" diskutieren [10, 18].

Wie der Begriff „Entwicklung" bereits aussagt, ist es eine der Aufgaben des Menschen, sich von der Zeugung an zu „ent-wickeln". Über die Richtung dieser „Ent-wicklung" sind sich viele Psychologen, Pädagogen und Philosophen einig [50]. Ziel der menschlichen Entwicklung ist demnach die Autonomie des Menschen. Darunter wird in der Regel die potentielle Fähigkeit verstanden, Verantwortung für die eigene Person zu übernehmen, größtmöglichste Selbständigkeit zu erlangen sowie die Fähigkeit, diese Autonomie in Rücksicht auf die anderen Menschen auszuüben [32, 33, 40]. Daß diese Autonomie letztendlich eine relative ist und ihre Begrenzung im Tod findet, ist ein ontogenetisches Faktum [14].

Dieser Entwicklungsprozeß ist kein gradliniger, sondern er verläuft phasenspezifisch. Jede Phase stellt dabei den Menschen vor die unterschiedlichsten Aufgaben [37, 38, 41, 42, 50]. Nehmen wir z. B. das Kleinstkindalter, so besteht eine der Aufgaben des Kindes darin, von der Mutterbrust wegzukommen und sich die Fähigkeit zu erwerben, feste Nahrung zu sich nehmen, die mit den Händen zum Mund gebracht, dort gekaut und schließlich geschluckt wird. Wie schwierig dieser scheinbar einfach anmutende Prozeß sein kann und wie gefährdet das Baby bzw. Kleinkind in dieser Phase sein kann, zeigt das Syndrom der funktionellen Gedeihstörungen bei Kindern. Nehmen wir als anderes Beispiel die motorische Entwicklung: Ein Kind hat in den ersten Lebensjahren die Aufgabe, sich vom Passiv-von-der-Mutter-getragen-Werden, hin zum eigenen Gehen und Bewegen zu entwickeln. Oder nehmen wir die sprachliche Entwicklung: Ein Kind hat die Aufgabe, Wörter, Begriffe und Sätze zu erlernen, wenn es mit anderen Menschen einmal in Beziehung treten will. Diese kurzen Beispiele dienen lediglich der Veranschaulichung dessen, was die Humanwissenschafter mit Begriffen wie „intellektuelle, psychomotorische, soziale und affektive Entwicklung" bezeichnen [50]. Die Entwicklung ist also ein progressiver Prozeß hin zur Autonomie und weg von der Abhängigkeit von der Mutter und vom Elternhaus (vgl. [8]). Anders ausgedrückt: Will ein Kind einmal selbständig leben, so hat es einerseits gewisse Fähigkeiten zu erwerben und andererseits gewisse Abhängigkeiten zu bewältigen.

Dieser Prozeß des Erwachsen-Werdens ist an und für sich bereits schwierig und birgt je nach Entwicklungsphase viele Möglichkeiten des Scheiterns in sich (vgl. [17, 28, 29, 54]).

Eine Krebserkrankung im Kindes- und Jugendalter bedroht diesen progressiven Prozeß der Entwicklung radikal und nachhaltig. Durch die Krebserkrankung und den damit zusammenhängenden medizinischen und pflegerischen Maßnahmen droht für das betroffene Kind ein Entwicklungsstillstand bzw. ein Entwicklungsrückschritt [10, 18]. Im schlimmsten Fall wird die kindliche Entwicklung durch den Tod beendet. Das Kind wird nicht nur in seiner körperlichen Unversehrtheit und Entwicklung bedroht, sondern auch in seiner sozialen, intellektuellen, motorischen und psychisch-emotionalen. Das Kind wird auf der einen Seite schlagartig aus seinem sozialen Umfeld, d. h. seiner Familie, seinem Kindergarten, seiner Schule, seinem Berufsfeld bzw. seinem Freundeskreis herausgerissen und auf der anderen Seite ebenso plötzlich mit einer völlig fremdartigen und bedrohlichen Welt – dem Spital – und den damit verbundenen Behandlungen ausgesetzt [9, 10, 18]. Anders ausgedrückt, bedeutet eine schwere Erkrankung für das Kind, daß ein progressiver Prozeß – nämlich die kindliche Entwicklung – durch einen schwer regressiven Prozeß – die Krankheit – bedroht wird. Es existiert somit für das Kind die Gefahr, daß es etwas entwicklungspsychologisch Erobertes durch die Krankheit nicht mehr halten kann, bzw. sogar auf eine frühere, bereits bewältigte Entwicklungsstufe zurückfällt und dort fixiert bleibt [18]. Eine solche Fixierung hätte für das Kind erhebliche psychosoziale Schädigungen zur Folge.

Um diesen möglichen psychosozialen Folgeschäden vorzubeugen und dem Kind bei der Krankheitsbewältigung zu helfen, hat sich in unserem Spital ein multidisziplinäres psychosoziales Team gebildet. Dieses Team versucht in engster Kooperation mit den Ärzten, dem Krankenpflegepersonal sowie anderen Berufsgruppen (z. B. den Physiotherapeuten) und dem Elternverein für krebskranke Kinder eine Umwelt im Krankenhaus zu bieten, welche es dem Kind ermöglichen sollte, sich aktiv der Krankheit zu stellen und diese zu bewältigen. Es wird dabei konzeptuell versucht darauf zu achten, daß das Kind Partner der medizinischen Behandlung wird und größtmögliche Kontrolle über seine Umgebung hat (vgl. [10, 51]). Als eine der wichtigsten Maßnahmen, welche dem Kind Verständnis für die Vorgänge in sich und um sich ermöglichen soll, zählt z. B. die altersgemäße medizinische Aufklärung von Krankheitsbeginn an [10, 18]. Eingebunden in ein enges professionelles Beziehungsgeflecht sollen dadurch die progressiven Elemente des Kindes gefördert werden und eine mögliche Depression durch mangelnde Stimuluskontrolle (vgl. dazu auch die Theorie der gelernten Hilflosigkeit [44]) vermieden werden. In diesem Zusammenhang verweisen wir auf die umfangreiche Literatur zum positiven Krankheitsverlauf bei Krebspatienten durch aktive Coping-strategien (vgl. [2, 4, 21]).

2.4 Familienorientierte Sichtweise der Betreuung

Wie bereits unter Punkt 2.2.2 angemerkt, sind die Angehörigen eines krebskranken Kindes selbst unmittelbar Betroffene. Den Eltern fällt in der Betreuung des schwerkranken Kindes eine komplizierte Doppelrolle zu: Einerseits sollten sie dem erkrankten Kind psychischen Halt geben und die Behandlung mittragen, andererseits sind sie selbst durch die Erkrankung des Kindes in einem besonders vulnerablen seelischen Zustand und haben auf lange Zeit eine Fülle an psychosozialen Problemen zu bewältigen (vgl. [7, 22, 48]). Damit die Eltern dem Kind in dieser schwierigen Phase beistehen können, gibt es auf den onkologischen Stationen Mutter-Kind-Betten. Eine onkologische Station verwandelt sich somit in eine Wohngemeinschaft mit all den sich daraus ergebenden Möglichkeiten und Schwierigkeiten des Zusammenlebens. Es müssen Familien verschiedenster sozialer und nationaler Herkunft miteinander und mit dem Personal im stationären Alltag auskommen. Durch die lange Dauer der Behandlung erhält die stationäre Wohngemeinschaft den Charakter einer Schicksalsgemeinschaft mit einer zeitweilig verdichteten emotionalen Atmosphäre. Um den sich daraus ergebenden gruppendynamischen Phänomenen gerecht zu werden, versuchen wir strukturell mit Eltern- und Kinderrunden (siehe unter Pkt. 4.2 und 4.3) darauf zu antworten.

Aus der Doppelrolle der Eltern sowohl als Haltgebende als auch als Haltsuchende ergeben sich aus psychosozialer Sicht zeitweilig schwierige Kind-Eltern-Interaktionen, die den Verlauf der Krebserkrankung in einer ungünstigen Art und Weise beeinflussen können. Diese Beeinflussungen zeigen sich dann in der Regel als Schwierigkeiten in der Arzt-Patient-Compliance, welche bearbeitet werden müssen, um den medizinischen Behandlungsablauf nicht zu gefährden. Für den psychosozialen Mitarbeiter sind diese Interaktionsprobleme als psychodiagnostische Information wichtig, um das Kind mit seiner jeweiligen seelischen Problematik besser verstehen zu können.

Was von uns unter 2.3 über Förderung aktiver Krankheitsbewältigung für das krebskranke Kind ausgeführt worden ist, gilt in gleicher Weise für die Angehörigen. Wir versuchen in engster Kooperation mit den Ärzten und dem Krankenpflegepersonal die Eltern in die Lage zu versetzen, dem Ansturm an psychosozialen Problemen standzuhalten und sich mit diesen aktiv auseinanderzusetzen. Die psychosoziale Begleitung der Eltern folgt in ihrer Vorgehensweise dabei dem Prinzip der Hilfe zur Selbsthilfe. Primäres Ziel des psychosozialen Vorgehens ist es, die Eltern in ihrer Betreuungskompetenz zu stärken [51], damit sie den Anforderungen, welche sich aus der Betreuung des krebskranken Kindes ergeben, besser standhalten können. Wir wollen aber gleichzeitig unter allen Umständen verhindern, daß durch ein Überstülpen psychosozialer Hilfestellung progressives Wachstumspotential bei den Eltern zugedeckt werden könnte. Diese Feststellung ist uns deshalb wichtig, da wir glauben, daß erwachsene Menschen ein Recht darauf haben, sich auch im Leid ihren Weg selbst zu suchen. Wir wenden uns damit auch gegen eine bevormundende psychosoziale Arbeitshaltung, die Eltern von krebskranken Kindern nicht so sein läßt, wie sie sind. Eine solche wird manchmal von psychosozialen Mitarbeitern im Spital immer wieder dann gefordert, wenn es zu größeren Interaktionsschwierigkeiten von Eltern und dem Kernpersonal kommt. Diese Haltung kann durchaus als Schutz der Eltern vor invasiven psychosozialen Maßnahmen angesehen werden.

2.5 Generelle Indikation einer psychosozialen Versorgung für die betroffene Familie

Ausgehend von unserer Erfahrung, daß es für eine effektive psychosoziale Betreuung des Kindes bzw. der Eltern zu spät ist, wenn sich die Probleme im Zuge des Verlaufs der medizinischen Behandlung der Krebskrankheit des Kindes bereits verschärft haben und diese kumuliert sind, werden von Beginn der Erkrankung an psychosoziale Hilfestellungen angeboten. Dieser Ansatz bedeutet, daß wir in den für das Kind bzw. den Eltern empfindlichsten Phasen der Erkrankung den Einstieg der Betreuung vollziehen. Diese Phasen sind bei der medizinischen Diagnosestellung und der damit verbundenen Mitteilung der Nachricht an die betroffenen Familien, bei der Mitteilung eines Rückfalls (Rezidivs) und bei der Nachricht des Überganges kurativer zu palliativer medizinischer Therapie. Der Einstieg psychosozialer Tätigkeit erfolgt wieder in engster Kooperation mit den Ärzten und dem Krankenpflegepersonal (vgl. Punkt 4.1).

Ein weiteres Argument spricht für eine von Beginn der Erkrankung des Kindes an begonnene und prozeßorientierte psychosoziale multidisziplinäre Betreuung. Es ist im Einzelfall schwer festzustellen, welche psychosozialen Vorbelastungen bzw. psychosozialen Ressourcen die Familie hat. Unserer Erfahrung nach hängt es von ihnen ab, wie ein krebskrankes

Kind und seine Angehörigen die schwere und lange Zeit der medizinischen Behandlung bewältigen. Wir versuchen daher durch präventive psychosoziale Arbeit zu einer aktiven Form der Krankheitsbewältigung [21] beizutragen. Wir gehen davon aus, daß jede Familie mit einem krebskranken Kind ein Anrecht auf eine psychosoziale Grundversorgung von Krankheitsbeginn an hat. Über den Umfang dieser psychosozialen Versorgung kann im vorhinein nicht entschieden werden, denn er hängt letztendlich von der jeweiligen Familiensituation ab.

3. Das Psychosoziale Team

Im folgenden werden die einzelnen Berufsgruppen und ihre Aufgaben vorgestellt.

3.1 Zusammensetzung

Das Team besteht aus

- 1 Leiter,
  dieser ist von seiner Ausbildung klinischer Psychologe,
  Gesundheitspsychologe und Psychotherapeut,
- 2 Psychotherapeutinnen, wobei eine auch klinische Psychologin und
  Gesundheitspsychologin ist,
- 3 Kindergärtnerinnen,
- 8 Lehrerinnen,
- 1 Seelsorger,
- 1 Musiktherapeutin,
- 1 Sozialarbeiterin (konsiliarisch tätig).
- Ständige Gäste: 2 Physiotherapeutinnen,
  1 Betreuerin des Familienzentrums,
  1 Psychologin von der Universitätskinderklinik Wien (sie betreut dort die an
  Hirntumor erkrankten Kinder),
  Praktikantinnen.

3.2 Innere Struktur

Diese Gruppe trifft sich zweimal in der Woche zu Fallbesprechungen, welche protokolliert werden. Es erfolgt in diesen Treffen die Planung und

Kontrolle der psychosozialen Betreuung. Im Mittelpunkt der Besprechung stehen die Kinder und Jugendlichen sowie die Familie insgesamt. Es werden die neuerkrankten Patienten vorgestellt und all jene Kinder diskutiert, um die sich ein Teammitglied erhöhte Sorgen macht.

3.3 Die Aufgaben der einzelnen Teammitglieder

3.3.1 Die Gruppe der Psychotherapeuten

Jeder onkologischen Grundstation ist eine Psychotherapeutin zugeteilt. Die onkologische Ambulanz, die Knochenmarktransplantationstation und die Intensivpflegestation werden gemeinsam versorgt.

3.3.1.1 Die Einzelfallbetreuung

Der Einstieg in die Betreuung erfolgt durch das Gruppengespräch (vgl. Pkt. 4.1). Unsere Einzelfallbetreuung ist familienorientiert und prozeßorientiert. Damit verstehen wir eine psychotherapeutische Begleitung der Familie über die einzelnen Phasen der Krebserkrankung hinweg. Diese schließt eine psychotherapeutische Einzelfallbetreuung des Kindes als auch eine psychosoziale und sozialrechtliche Beratung der Eltern mit ein. Eine intensive Einzelfallbetreuung des Kindes ist in der Regel dann indiziert, wenn das Kind mit dem Diagnoseschock nur schlecht zurande kommt und/oder von den Eltern wenig psychische Unterstützung hat.

Wir versuchen das Kind und die Eltern bei der Verarbeitung des Diagnose- und Rezidivschocks, bei der Bewältigung der medizinisch-pflegerischen Behandlung mit ihren Nebenwirkungen, bei der Auseinandersetzung mit schwierigen medizinischen Operationen (z. B. Amputationen, Umkehrplastiken), bei der Auseinandersetzung in der Sterbephase des Kindes und bei der Bewältigung von familiären Beziehungsproblemen zu unterstützen.

Diese Tätigkeit schließt psychosoziale Krisenintervention ebenfalls mit ein.

Um den Eltern von Anfang an den für die Betreuung notwendigen sozialen Halt geben zu können, beginnen wir mit einer umfassenden sozialrechtlichen Beratung (z. B. finanzielle Unterstützungsmöglichkeiten, organisatorische Hilfen für die Kinderbetreuung usw.). Übersteigen die Schwierigkeiten im sozialen Bereich unser Wissen, so ziehen wir die Sozialarbeiterin hinzu, die dann die weitere Beratung der Eltern in diesem eng umschriebenen Sozialbereich durchführt. Der Grund, warum wir die sozialrechtliche Beratung der Eltern mitübernehmen, ist, daß wir einer weiteren Aufspaltung der Betreuungstätigkeit nicht Vorschub leisten wollen. Durch die Kontinuität der Betreuung und unsere hohe Präsenz in den Phasen der stationären Behandlung versuchen wir präventiv möglichen psychosozialen Krisen in der ambulanten Phase der Behandlung entgegenzuwirken.

3.3.1.2 Liasonhafte Beratung

Um die Ärzte und das Krankenpflegepersonal im onkologischen Alltag bei den vielfältigen psychosozialen Schwierigkeiten, welche sich aus der Behandlung eines krebskranken Kindes ergeben, zu unterstützen, bieten wir ihnen die Möglichkeit an, sich auch außerhalb der strukturellen Betreuung (vgl. Pkt. 4.4 und 4.5) mit uns zu besprechen [31]. Ziele dieser Beratungen sind eine Stärkung der zwischenmenschlichen Kompetenz der Kernberufsgruppen in der Patientenbetreuung und eine konkrete fachliche Hilfestellung. Als wichtigste Voraussetzung für das Funktionieren dieser liasonhaften Beratung ist die Bereitschaft der Ärzte und des Krankenpflegepersonals zu nennen, dieses Angebot der Psychotherapeuten auch zu nutzen. Damit die liasonhafte Beratung aber von den Kernberufsgruppen überhaupt als attraktives Angebot verstanden werden kann, sind neben einer hohen zeitlichen Präsenz der Psychotherapeutinnen auf der onkologischen Station, ein hoher Ausbildungsgrad der Psychotherapeutinnen mit Wissen aus den unterschiedlichsten Bereichen der Psychologie, Psychotherapie, Psychiatrie und Sozialarbeit notwendig. Damit die liasonhafte Beratung im onkologischen Alltag tatsächlich greifen kann, ist es für die Person des/der Psychotherapeuten/in notwendig, die vielfältigen gruppendynamischen Prozesse der Station mitzuerkennen und in seiner/ihrer Beratungstätigkeit zu berücksichtigen. In diesem Zusammenhang sei auf die diesbezüglichen Anmerkungen von Bürgerin [10] zu der komplizierten und schwierigen Stellung von Psychotherapeuten im stationären Alltag verwiesen.

3.3.1.3 Prozeßorientierte Psychodiagnostik

Um einerseits eine notwendige Qualitätskontrolle psychosozialer Einzelfallbetreuung zu haben und andererseits die oben diskutierte liasonhafte Beratung der Kerngruppen überhaupt effektiv und kompetent ausüben zu können, bedarf es einer Psychodiagnostik durch den Therapeuten. Eine wesentliche Voraussetzung für eine klassische klinische psychodiagnostische Begutachtung ist eine standardisierte Situation, in der mittels Testverfahren Informationen gewonnen werden, um dann Rückschlüsse auf psychische Prozesse ziehen zu können. Eine solche Standardisierung ist aus zwei Gründen weder dem krebskranken Kind noch den Eltern zuzumuten. Es bringt bereits alleine die medizinische Behandlung eine Fülle an notwendigen Untersuchungen mit sich, die das Kind erheblich belasten. Eine zusätzliche psychologische Untersuchung erscheint uns deshalb nicht vertretbar. Außerdem bezweifeln wir den Wert solcher testpsychologischer Untersuchungen unter den gegebenen Bedingungen in Relation mit dem erhaltenen Informationsgehalt. Andererseits droht durch eine standardisierte testpsychologische Untersuchung eine zusätzliche Stigmatisierung des Kindes und der Eltern als psychisch auffällig und abnorm. In der Regel bedeutet nämlich bereits alleine die Diagnose „Krebs" für viele Betroffene, eine Stigmatisierung mit all den damit verbundenen psychischen Schwierigkeiten. Wir setzen sie deshalb nur sparsam ein, z. B. um mögliche Teilleistungsstörungen beim Kind abgrenzen zu können. Wir versuchen aber aus der Not eine Tugend zu machen, indem wir das Krankenhaus selbst als standardisierte Testsituation ansehen und aus dem Umgang des Kindes und der Angehörigen mit diesem, die notwendigen psychodiagnostischen Informationen gewinnen. Das heißt, wir nützen als psychodiagnostische Informationsquelle das Beziehungsgeflecht, in welchem sich das Kind und die Eltern befinden, um durch die Diagnose desselben Rückschlüsse auf die psychische Situation des Kindes machen zu können. Wir beobachten, wie das Kind und die Familie insgesamt das Beziehungsangebot des Krankenhauses nützt. Aus dieser begleitenden prozeßorientierten Beziehungsdiagnostik erkennen wir leichter als durch eine standardisierte Untersuchung, wo das Kind und seine Familie, psychische und soziale Unterstützung brauchen. Eine wesentliche Hilfe stellen für uns in diesem Zusammenhang die psychosozialen Strukturen (vgl. Pkt. 4) dar. Eine weitere wichtige Informationsquelle stellt die psychosoziale Einzelfallbetreuung dar. Wir versuchen aus dem unmittelbaren Kontakt mit dem Kind und den Angehörigen Informationen zu gewinnen, um mit ihrer Hilfe eine effizientere psychosoziale Unterstützung zu gewährleisten. Diese psychodiagnostische Tätigkeit verlangt von uns manchmal detektivische Fähigkeiten, um in diesem Beziehungspuzzle die entscheidenden Elemente zum Verständnis des krebskranken Kindes zu erhalten.

Die Kriterien unserer klinischen Psychodiagnostik beziehen sich ausschließlich auf mögliche fördernde Bedingungen für den Krankheitsverlauf des Kindes. Diese sind in bezug auf das Kind folgende:
– Wie nimmt das Kind die Diagnose auf?
– Wie groß ist das Regressionsbedürfnis?
– Wie groß ist die Regressionsfähigkeit?
– Wie sehr ist das Kind in der Lage, die familiäre Umwelt zu mobilisieren und zu nützen?
– Wie gestaltet das Kind die Beziehungen in der stationären Umwelt, d. h. seine Beziehungen zu den Ärzten und dem Krankenpflegepersonal?
– Wie gut ist das Kind in der Lage, seine schulische Realität zu halten?
Die Kriterien für die Interaktion des Kindes zu seiner familiären Umwelt sind folgende:
– Wie gut wird das Kind von den nahen Bezugspersonen psychisch gehalten?
– Wie groß sind die familiären finanziellen und sozialen Resourcen, damit die Bezugspersonen die Betreuung des Kindes gewährleisten können?
– Wie viel psychische Unterstützung brauchen die Eltern, damit sie dem Kind Halt geben können?

Anhand dieser Kriterien wird der Krankheitsverlauf des Kindes von uns beobachtet, damit gegebenenfalls mit psychosozialer Unterstützung auf ungünstige Entwicklungen reagiert werden kann.

3.3.2 Die Kindergärtnerinnen

Jeder onkologischen Station ist eine Kindergärtnerin zugeteilt.

Die wichtigste Funktion der Kindergärtnerin besteht darin, daß sie sich dem Kind als „Übergangsobjekt" im Sinne Winnicotts [54] anbietet. Damit ist gemeint, daß sie mit dem neu aufgenommenen Kind sobald als möglich auf einer spielerischen Ebene Kontakt aufnimmt, eine positive emotionale Beziehung aufbaut und dem Kind als erste positive Bezugsperson von Spitalsseite zur Verfügung steht, die dem Kind keine Schmerzen und Qualen zufügt. Gelingt diese Kontaktaufnahme, so hat das krebskranke Kind bereits einen ersten wesentlichen Schritt in der Krankheitsbewältigung gemacht. Es hat in einer fremden Welt Fuß gefaßt. Eine andere Aufgabe der Kindergärtnerin ist, im Verlauf der weiteren Behandlung das Kind bzw. den Jugendlichen mit kreativen Mitteln zu beschäftigen und zu einer aktiven Krankheitsbewältigung zu ermutigen. Durch die genaue Kenntnis der Kinder auf der Station ist sie auch gut in der Lage, durch Gruppenaktivitäten die soziale Situation des Kindes zu verbessern und einer möglichen Isolation im Spital entgegenzuwirken. Die Gruppenaktivitäten dienen dazu, den Kindern während der stationären Phasen altersgemäße soziale Situationen zu bieten, wie diese den gesunden Kindern ebenfalls in ihrem Umfeld offenstehen. Eine weitere wichtige Funktion hat die Kindergärtnerin in bezug auf die anwesenden Elternteile. Diese neigen in der oft langen stationären Phase der Kinder dazu, sich zu erschöpfen und zu verausgaben. Hier besteht für die Kindergärtnerin die Möglichkeit, als Betreuungsperson kurzfristig einzuspringen und die Eltern dadurch erheblich zu entlasten.

3.3.3 Die Lehrerinnen

Eine kindliche Krebserkrankung und die damit verbundene Behandlung bringt mit sich, daß die schulpflichtigen Kinder für die Dauer der Intensivbehandlung wegen einer ständigen Immunsuppression nicht in die Regelschule gehen dürfen. Das bedeutet, daß für das Kind der Verlust der schulischen Realität droht. Dies würde für das Kind nicht nur den Verlust der Klassengemeinschaft und der sozialen Beziehungen zu den gleichaltrigen Mitschülern bedeuten, sondern auch die berufliche Zukunft beeinträchtigen. Um dem entgegenzuwirken unterrichten eigens geschulte Lehrerinnen die Kinder sowohl im Spital während der stationären Aufenthalte als auch im Rahmen eines Schulversuches zu Hause. Der Wiener Schulversuch erlaubt den Kindern, laufend Prüfungen zu machen, wodurch sie sich eine belastende Jahresprüfung ersparen und mit einem regulären Zeugnis abschließen können. Die Dosierung des Unterrichts erfolgt dabei nach Rücksprache mit den behandelnden Ärzten, damit eine dem jeweiligen Gesundheitszustand des Kindes angepaßte schulische Förderung möglich ist. Durch diese spezielle Form des Unterrichts können die Kinder ohne Lernverlust wieder in die Stammklasse integriert werden. Durch den laufenden Unterricht wird dem krebskranken Kind auch eine altergemäße Forderung zugemutet, was einen positiven Einfluß auf das Selbstwertgefühl des Kindes hat. Eine weitere Aufgabe der Lehrerinnen ist, den Kontakt mit der Stammschule zu halten und dem Kind beim stufenweisen Wiedereintritt in die Klassengemeinschaft psychosoziale Hilfestellung zu bieten. Sie erfüllen damit ebenso wie die Kindergärtnerinnen eine wichtige Funktion als „Übergangsobjekt" im Sinne Winnicotts [54].

3.3.4 Der Seelsorger

Er begleitet die Kinder und die Angehörigen von der Diagnosestellung an, wenn sie es wünschen. Er spendet die Sakramente, macht Sterbebegleitungen und betreut im Rahmen der seelsorgerischen Nachsorge verwaiste Eltern.

3.3.5 Die Musiktherapeutin

Sie betreut ausschließlich Kinder auf der Knochenmarkstransplantationstation. Ihre Aufgabe besteht in der seelischen Aktivierung der Kinder und im Abbau von Spannungszuständen durch musiktherapeutische Maßnahmen. Sie stellt den Kindern ein nonverbales Ausdrucksmittel zur Verfügung, damit diese einen zusätzlichen Freiraum im eingeengten Transplantationszimmer zur Verfügung haben.

3.3.6 Die Physiotherapeutinnen

Sie zählen zwar nicht zum unmittelbaren Team der psychosozialen Gruppe, haben aber aufgrund ihrer körperbezogenen Rehabilitationsmaßnahmen einen sehr wichtigen Zugang zum Patienten und damit die Möglichkeit, psychische Aktivierung beim Kind zu erreichen. Sie sind in allen psychosozialen Sitzungen integriert.

4. Die Strukturen der Zusammenarbeit mit den Ärzten und dem Krankenpflegepersonal

Wie in den Leitlinien des Konzepts ausgeführt, ist eine umfassende Betreuung des Kindes und der Familie nur in interdisziplinärer Zusammenarbeit von den verschiedensten Berufsgruppen möglich. Diese Zusammenarbeit erfordert Strukturen der Kooperation, um eine sorgfältige und optimale Patientenbetreuung zu ermöglichen. Die Abb. 1 zeigt im Überblick das Kooperationsschema der psychosozialen Beratung.

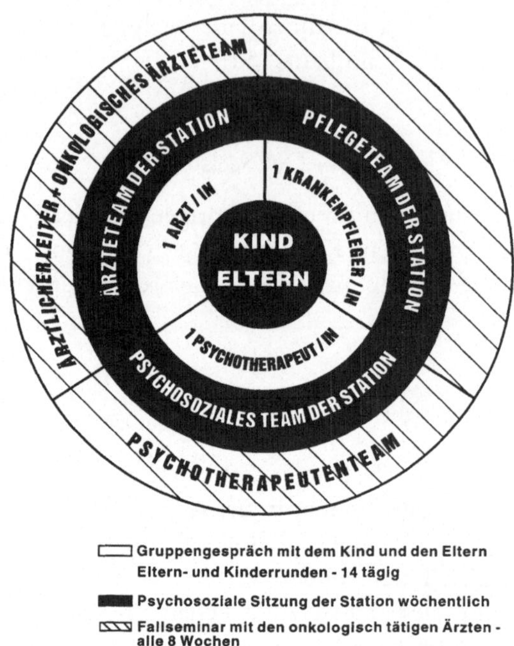

Abb. 1. Kooperationsschema der Psychosozialen Beratung

4.1 Das Gruppengespräch

Dieses Treffen dient der Mitteilung der Diagnose, eines Rezidivs und des Überganges von kurativer zu palliativer Therapie. Weiters finden solche Treffen bei Interaktionsschwierigkeiten von Eltern und dem Personal statt. Teilnehmer an diesen Gesprächen sind auf der einen Seite die Eltern und das Kind, auf der anderen Seite der Arzt, eine Psychotherapeutin und eine Krankenschwester. Die krebskranken Kinder nehmen in der Regel erst ungefähr ab dem 10. Lebensjahr daran teil, da jüngere Kinder durch diese Situation überfordert sind und wenig von ihr profitieren können. Diesen Kindern werden in einem kleineren Rahmen (mit weniger Gesprächsteilnehmern) die für sie wichtigen medizinischen Informationen altersgerecht vermittelt. In diesen Gesprächen erfolgt primär die medizinische Aufklärung der Kinder und der Eltern. Durch das Gruppengespräch soll gewährleistet sein, daß das Kind und die Eltern den gleichen Informationsstand haben. Die Öffentlichkeit, welche durch das Gruppengespräch gegeben ist, soll garantieren, daß es zu keiner Tabuisierung innerhalb der Familie in bezug auf die Diagnose kommt.

Diese Öffentlichkeit und die damit verbundene Möglichkeit der Offenheit gilt auch für die Beziehungen der Familie zu den Ärzten und Krankenschwestern der Station. Die Familienangehörigen wissen, daß sie mit jedem Bediensteten der Station offen über die Erkrankung sprechen können. Einer möglichen Tabuisierung einzelner Aspekte der Erkrankung (z. B. der möglichen Lebensgefahr und des Todes) wird dadurch weitgehend entgegengewirkt. Durch die konsequente Aufklärung des Kindes und der Eltern wird ein ehrliches und haltendes Stationsklima ermöglicht. Das Kind braucht nicht zu befürchten, über wesentliche Aspekte der Krankheit im unklaren gelassen worden zu sein. Die Chance einer aktiven Krankheitsbewältigung ist damit gegeben.

Durch die Teilnahme aller wichtigen Berufsgruppen ist auch sichergestellt, daß die Informationsweitergabe in den Berufsgruppen ermöglicht wird. Jedes Mitglied einer Berufsgruppe kann sich somit auf die gleiche medizinische Realität in der Beziehung zum Kind und den Eltern berufen. Eine offene und ehrliche Patientenbeziehung ist dadurch für das Personal leichter gegeben.

4.2 Die Elternrunde

Diese findet auf den onkologischen Station in der Regel 14tägig statt. Teilnehmer sind die Eltern der gerade stationären Kinder, ein Arzt, eine Krankenschwester und eine Psychotherapeutin. Sie bietet den Eltern die Möglichkeit, allgemeine Fragen zur medizinischen Behandlung und zur Krankenhausorganisation zu stellen. Aus der Erfahrung zeigt sich nämlich, daß manche Eltern immer wieder die vielfältigen Möglichkeiten der Auseinandersetzung mit den Ärzten im onkologischen Alltag nicht nützen. Es ist ihnen erst im Schutz der Gruppe möglich, diese Fragen zu stellen und unter Umständen Kritik und Unmut anzubringen. Auf die Gründe dieser Zurückhaltung wollen wir hier in diesem Zusammenhang nicht näher eingehen. Die Elternrunde bietet weiters die Möglichkeit, bestehende zwischenmenschliche Spannungen von Eltern und dem Personal zu besprechen. Dies ist wichtig, um einen reibungslosen Ablauf in der Behandlung des krebskranken Kindes zu gewährleisten.

4.3 Die Kinderrunde

Diese findet in der Regel 14tägig statt. Es nehmen wieder ein Arzt, eine Krankenschwester und eine Psychotherapeutin daran teil. Analog zu der

Elternrunde wird den anwesenden stationären Kindern die Möglichkeit geboten, sich im Schutz der Gruppe mit offengebliebenen Fragen der Behandlung und dem Leben auf der Station auseinanderzusetzen. Die Kinder lernen auch unterschiedliche Krankheitsbewältigsstrategien oder -formen kennen. Es bietet sich ihnen weiters die Möglichkeit der gegenseitigen Hilfestellung in den unterschiedlichsten Behandlungsphasen. Soziales Lernen kann dadurch erleichtert werden.

4.4 Die Psychosoziale Sitzung

Diese findet wöchentlich an einem fixen Tag auf jeder Station statt und dauert ungefähr 60 Minuten. Teilnehmer an dieser Sitzung sind alle an diesem Tag anwesenden Personen des betreuenden Personals, das sind die Ärzte, das Krankenpflegepersonal und die Mitarbeiter der psychosozialen Gruppe.

In diesen Sitzungen erfolgt der Informationsaustausch zwischen den Berufsgruppen über patientenbezogene Daten, um ein koordiniertes Vorgehen in der Betreuung zu ermöglichen. Wie in den Leitlinien des Konzepts bereits ausgeführt, soll ein ganzheitlicher Blick auf das Kind ermöglicht und eventuellen Spaltungstendenzen im Team entgegengewirkt werden. Darüber hinaus bietet diese Sitzung dem Stationspersonal die Möglichkeit, seine Beziehungen zu Kind und Eltern reflektieren zu können. Angesichts des massiv auftretenden Leidens bei den Patienten bietet diese Gruppe dem Personal letztendlich auch die Möglichkeit, von der eigenen Betroffenheit zu erzählen und wieder etwas Abstand zu den Ereignissen auf der Station zu gewinnen. Sie übt dadurch eine wesentliche psychohygienische Funktion für die Teams aus.

4.5 Das psychosoziale Fallseminar für die Ärzte

Dieses findet alle 8 Wochen statt. Teilnehmer sind der ärztliche Leiter des Krankenhauses, alle onkologisch tätigen Ärzte, die Psychotherapeutinnen und der Leiter der psychosozialen Beratung. In einer einstündigen Sitzung werden außerhalb der Stationsroutine psychosoziale und medizinische Schwierigkeiten in der Patientenbetreuung diskutiert. Fragen der ärztlichen Gesprächsführung und medizin-ethische Fragestellungen sind weitere Schwerpunkte dieser Runde.

5. Kritische Anmerkungen

Abschließend wollen wir kurz auf die problematischen Schnittzonen des Konzepts eingehen. Diese ergeben sich allgemein ausgedrückt aus dem Versuch einer Synthese zweier wissenschaftstheoretisch unterschiedlicher Denkschulen. Auf der einen Seite steht eine streng naturwissenschaftlich ausgerichtete pädiatrische Onkologie, auf der anderen Seite eine psychosoziale Beratung mit ihrer humanistisch-phänomenologisch und tiefenpsychologischen Ausrichtung. Auf die Notwendigkeit, aber auch die Schwierigkeiten einer Synthese dieser beiden Denksysteme ist insbesondere von Uexküll und Wesiack [53] in ihrer wissenschaftstheoretischen Begründung psychosomatischer Medizin ausführlich eingegangen worden. Wir wollen uns an dieser Stelle deshalb eher mit der Diskussion der praktischen Schwierigkeiten einer solchen Synthese begnügen.

Eine der Problemzonen psychosozialer Tätigkeit im Krankenhaus hat mit der Erwartungshaltung der medizinischen Mitarbeiter an die psychosozialen Fachkräfte zu tun. Diese leitet sich aus dem naturwissenschaftlichen Verständnis der Ärzte ab. Sie besteht, vereinfacht ausgedrückt, in der Hoffnung einer unmittelbaren Erfolgsrückmeldung psychosozialer Interventionstätigkeit beim Kind bzw. den Eltern. Psychosoziale Handlungen haben sofort und sichtbar zu wirken. Die zugrunde liegende Idee einer solchen Erwartungshaltung ist, daß die psychosoziale Intervention wie ein Medikament funktioniert: Schnell, sichtbar und kontrollierbar (vgl. dazu auch Kap. 2.1.2 zum Problem der Affektabspaltung). Noch verstärkt wird diese Erwartung bei den Ärzten durch die im Hintergrund immer vorhandene Todesdrohung einer malignen Erkrankung. Die latente Angst des medizinischen Kernpersonals ist, daß psychosoziale Probleme der Kinder und Eltern die Arzt-Patient-Beziehung so stark stören könnten, daß die weitere medizinische Behandlung der Krebserkrankung gefährdet ist. Eine der Aufgaben des psychosozialen Mitarbeiters in diesem Zusammenhang ist, sich diesem technokratischen Anspruch an die psychosoziale Arbeit zu stellen. In dieser Auseinandersetzung muß der seelische und soziale Aspekt des Patienten und der Angehörigen wieder sichtbar gemacht werden, um einer möglichen Dehumanisierung des Kranken entgegenzuwirken und um wieder Raum für eine ganzheitliche Sichtweise auf den Patienten zu schaffen. Dieser Prozeß ist dadurch aber potentiell konflikthaft. Damit der psychosoziale Mitarbeiter sich diesen Auseinandersetzungen stellen kann, ist einerseits großes Verständnis von seiten der Spitalsleitung für diese Prozesse notwendig, andererseits eine strukturell hierachisch unabhängige Positionierung der psychosozialen Gruppe in der Krankenhausorganisation. Trotz dieser Voraussetzungen kann es aber manchmal geschehen, daß solche Konflikte zeitweilig die Zusammenarbeit der Berufsgruppen erschweren und es zu einem Übergreifen der Konflikte auf die reale Arbeitsebene kommt. Die Folgen sind, daß an der fachlichen Kompetenz der psychosozialen Mitarbeiter gezweifelt wird und die oben referierten Strukturen (z. B. die Gruppengespräche, Elternrunden, Kinderrunden) von den Kernberufsgruppen des Spitals kurzfristig nicht mehr eingehalten werden, da der Nutzen der interdisziplären Zusammenarbeit nicht mehr gesehen wird. Es ist in dieser Situation wichtig, diese Prozesse zu besprechen und bewußt zu machen, um die weitere interdisziplinäre Zusammenarbeit zu gewährleisten.

Aus rein organisatorischen Schwierigkeiten, z. B. durch eine Unterbesetzung der Stationen mit Ärzten oder Krankenschwestern und einer damit einhergehenden zeitlichen Überforderung, kann es ebenfalls zu einem kurzfristigen Zusammenbruch der interdisziplinären Arbeitsstrukturen kommen. Aus der Erfahrung zeigt sich, daß die psychosozialen Sitzungen auf den Stationen das stabilste Strukturelement sind. Sie finden regelmäßig seit 9 Jahren statt und sind somit immer als Forum zur Verfügung gestanden, um Schwierigkeiten in der interdisziplinären Zusammenarbeit besprechen zu können.

Ein weiterer Problembereich des Konzepts betrifft die psychotherapeutische Einzelfallbetreuung des Kindes und die psychosoziale Beratung der Eltern. Der Zugang zu den Familien gelingt nicht immer, selbst wenn ein psychosozialer Betreuungsbedarf gegeben ist. Die Gründe für diese nicht geglückten Zugänge liegen unseres Erachtens einerseits in der Vorgeschichte der jeweiligen Familie (z. B. negative Vorerfahrungen mit Psychologen, massive psychosoziale Vorbelastungen mit Widerstand und Angst vor einer Auseinandersetzung mit diesem seelischen Leid, große Schuldgefühle der Eltern in bezug auf die Erkrankung des Kindes), andererseits in einer mißglückten psychosozialen Kontaktaufnahme. In diesem Zusammenhang muß auf die Ausgangslage psychosozialer Beratung verwiesen werden: Der primäre Grund für den Kontakt mit dem Krankenhaus ist nicht eine seelische Erkrankung, sondern eine organische. Es ist deshalb nicht selbstverständlich, daß Kinder oder Eltern auch gleichzeitig einen Psychologen wünschen. Eine Ablehnung psychosozialer Hilfestellung ist daher zu respektieren. Solchen Kindern oder Eltern kann aber trotzdem in der Regel über den Umweg der liasonhaften Beratung (vgl. Kap. 3.3.1.2) weitergeholfen werden.

Danksagung

Wir bedanken uns bei allen Ärzten und dem Pflegepersonal des Spitals für die gute Zusammenarbeit. Ohne die Bereitschaft zur ständigen Kooperation wäre der Aufbau und die Durchführung dieses Konzepts nicht möglich gewesen.

Literatur

1. Aquila M (1992) Family coping with pediatric cancer: a literature review. Nova University
2. Aymanns P (1992) Krebserkrankung und Familie. Zur Rolle familialer Unterstützung im Prozeß der Krankheitsbewältigung. Huber, Bern
3. Balint M (1991) Der Arzt, der Patient und die Krankheit. Klett-Cotta, Stuttgart
4. Becker MH (1990) Theoretical models of adherence und strategies of improving adherence. In: Schumaker S, Schorn E, Ockene J (eds) Handbook of health behavior change. Springer, New York, pp 5–43
5. Bider AS (1989) Erlebnis- und Bewältigungsreaktionen von Kindern und Jugendlichen mit Krebserkrankung. Dissertation, Universität Graz
6. Bion WR (1990) Erfahrungen in Gruppen. Fischer, Frankfurt
7. Boesenecker U (1988) Untersuchung zur psychosozialen Situation der Eltern krebskranker Kinder. Dissertation, Universität Tübingen
8. Brenner C (1989) Grundzüge der Psychoanalyse. Fischer Taschenbuchverlag, Frankfurt
9. Bunzel B, Sedlak F (1985) Mein Kind wird operiert. Österreichischer Bundesverlag, Wien
10. Bürgin D (1981) Das Kind, die lebensbedrohliche Krankheit und der Tod. Huber, Stuttgart
11. Bürgin D (1991) Pädiatrische Psycho-Onkologie. In: Meerwein F (Hrsg) Einführung in die Psycho-Onkologie. Huber, Bern
12. Cairns N, Clark G, Black J, Lansky S (1979) Childhood cancer: non-medical costs of the illness. Cancer 43: 403–408
13. Chesler M, Barbarin O (1987) Childhood cancer and the family. Mosby, New York
14. Condrau G (1991) Der Mensch und der Tod. Kreuz, Zürich
15. Ehrhart B (1989) Wie erleben ein Kind und seine Familie eine lebensbedrohliche Erkrankung – am Beispiel Krebs. Dissertation, Universität Innsbruck
16. Freud A (1964) Das Ich und die Abwehrmechanismen. Kindler TB, München
17. Freud A (1968) Wege und Irrwege der Kinderentwicklung. Klett-Cotta, Stuttgart
18. Freud A, Bergmann T (1977) Kranke Kinder. Ein psychoanalytischer Beitrag zu ihrem Verständnis. Fischer, Frankfurt
19. Frischenschlager O (1986) Psychoonkologie als spezielle Psychosomatik. Beiträge zur Psychoonkologie, 3. Facultas, Wien, S 5–11
20. Haaf HG, Kaatsch P, Michaelis J (1993) Jahresbericht 1992 des Deutschen Kinderkrebsregisters. IMSD, Mainz
21. Heim E (1988) Coping und Adaptabilität: Gibt es geeignetes oder ungeeignetes Coping? Z Psychother Psychosom Med Psychol 38: 8–18
22. Hersh S, Wiener L (1993) Psychosocial support for the familiy of the child with cancer. In: Pizzo P, Poplack D (eds) Principles and practice of pediatric oncology, 2nd ed. Lippinicott, Philadelphia, pp 1141–1155
23. Herschenbach P (1991) Psychische Belastung von Ärzten und Krankenpflegekräften. VCH-Verlag, Weinheim (Edition Med)

24. Holland J, Rowland J (1989) Handbook of psychosocial care of the patient with cancer. Oxford University Press, New York
25. Huber JR (1989) Mothers adaption to childhood chancer. An analysis of familiy system ressources. Parental coping patterns, and parental adaption among mothers of children with cancer. Dissertation, Virginia Polytechnic Institute and State University
26. Kaufmann U (1990) Psychosoziale Versorgung in der Kinderheilkunde – ein Pilotprojekt für andere chronische Krankheiten. In: Petermann F, Bode U, Schlack HG (Hrsg) Chronisch kranke Kinder und Jugenliche. Deutscher Ärzteverlag, Köln, S 53–56
27. Kernberg OF (1988) Innere Welt und äußere Realität. Verlag Internationale Psychoanalyse, München
28. Klein M (1983) Das Seelenleben des Kleinkindes. Klett-Cotta, Stuttgart
29. Klein M, Riviere J (1983) Seelische Urkonflikte. Fischer, Frankfurt
30. Knispel D (1988) Leitfaden für eine klinische systematische psychosoziale Versorgung krebskranker Kinder und ihrer Familien. Dissertation, Universität Hamburg
31. Lindemann E (1985) Jenseits von Trauer. Beiträge zur Krisenbewältigung und Krankheitsverarbeitung. Verlag für medizinische Psychologie/Vandenhoeck & Ruprecht, Göttingen
32. Maslow AH (1973) Psychologie des Seins. Kindler, München
33. Maslow AH (1981) Motivation und Persönlichkeit. Rowohlt, Hamburg
34. Matzenberger R (1988) Einfluß von Chemotherapie und Bestrahlung auf Intelligenz, Motorik und Konzentration des leukämiekranken Kindes sowie krankheitsbedingte Problemfelder und Bewältigungsstrategien des Patienten und seiner Angehörigen aus psychosozialer Sicht. Dissertation, Universität Wien
35. Meerwein F (Hrsg) (1991) Einführung in die Psycho-Onkologie, 4. Aufl. Huber, Bern
36. Petermann F, Noecker M, Bockmann F, Bode U (1990) Beratung von Familien mit krebskranken Kindern: Konzeption und empirische Ergebnisse, 2. Aufl. Peter Lang, Frankfurt
37. Piaget J (1975) Der Aufbau der Wirklichkeit beim Kinde, 1. Aufl. Klett-Cotta, Stuttgart
38. Piaget J (1977) Theorien und Methoden der modernen Erziehung. Fischer, Frankfurt
39. Rait D, Lederberg M (1989) The family of the cancer patient. In: Holland J, Rowland J (eds) Handbook of psychooncology. Psychosocial care of the patient with cancer. Oxford University Press, New York, pp 585–597
40. Rogers C (1985) Entwicklung der Persönlichkeit. Psychotherapie aus der Sicht eines Therapeuten, 5. Aufl. Klett-Cotta, Stuttgart
41. Rosenblith J (1992) In the beginning. Development from conception to age two, 2nd ed. Sage Publications, Newbury Park
42. Rowland J (1989) Development stage and adaption. Child and adolescent model. In: Holland J, Rowland J (eds) Handbook of psychooncology. Psychosocial care of the patient with cancer. Oxford University Press, New York, pp 519–543
43. Sales E, Schulz R, Biegel D (1992) Predictors of strain in families of cancer patients: a review of the literature. J Psychosoc Oncol 10 (2): 1–25
44. Seligmann M (1975) Erlernte Hilflosigkeit (Helplessness Dt), 3. veränd Aufl. Psychologie-Verlags-Union, Urban & Schwarzenberg, München Weinheim
45. Sesterhenn H (1991) Chronische Krankheit im Kindesalter im Kontext der Familie. HVA/Edition Schindele, Heidelberg

46. Siegrist B, Koch U (1989) Das psychosoziale Betreuungsangebot in der pädiatrischen Onkologie. In: Verres R, Hasenbring M (Hrsg) Psychosoziale Onkologie. Jahrbuch der medizinischen Psychologie. Springer, Berlin Heidelberg New York Tokyo, S 224–240
47. Spinetta J, Deasy-Spinetta P (1981) Living with childhood cancer. Mosby, New York
48. Spinetta J, Deasy-Spinetta P, Kung F, Schwarz D (1993) Emotional aspects of childhood leukemia. A handbook for parents. Leukemia Society of America, New York
49. Steinhausen HC (1988) Chronische Krankheiten und Behinderungen bei Kindern. In: Koch U, Lucius-Horne G, Stegie R (Hrsg) (1988) Handbuch der Rehabilitationspsychologie. Springer, Berlin Heidelberg New York Tokyo, S 499–517
50. Thomas R, Feldman B (1992) Die Entwicklung des Kindes. Beltz, Weinheim
51. Thompson RH, Stanford G (1981) Child life in hospital: theory and practice. Thomas Publ, Springfield
52. Ullrich A (1989) Die Last der Helfer in der Onkologie. In: Verres R, Hasenbring M (Hrsg) Psychosoziale Onkologie. Jahrbuch der medizinischen Onkologie. Springer, Berlin Heidelberg New York Tokyo, S 241– 253
53. Uexküll Tv, Wesiack W (1986) Wissenschaftstheorie und Psychosomatische Medizin, ein bio-psycho-soziales Modell. In: Uexküll Tv (Hrsg) Psychosomatische Medizin, 2. Aufl. Urban & Schwarzenberg, München, S 1–29
54. Winnicott DW (1990) Reifungsprozesse und fördernde Umwelt. Fischer, Frankfurt

Affektive und kognitive Verarbeitung des Krankheitsgeschehens bei krebskranken Patienten[1]

L. H. Eckensberger und R. Kreibich-Fischer

Zusammenfassung

Es wird über ein Projekt berichtet, in dem Originalgespräche zwischen an Krebs erkrankten Patienten und ihren psychologischen Betreuerinnen/Therapeutinnen ausgewertet wurden. Die Gespräche wurden über einen Zeitraum von ca. drei Jahren geführt und vor der Auswertung verschriftet. Aus einer größeren Zahl von Patienten wurden zunächst fünf ausgesucht, die hinsichtlich ihrer Erkrankung, ihres Alters sowie ihres sozialen Hintergrundes möglichst heterogen waren. Es werden nicht nur die Ergebnisse dieser Analyse zusammenfassend berichtet, sondern es wird auch die Theorie und Methodik der Einzelfallanalyse dargestellt. Die Arbeit mündet in der Formulierung konkreter Konsequenzen für die praktische Arbeit mit an Krebs erkrankten Patienten und für die Kooperation zwischen Ärzten und Psychologen.
Schlüsselwörter: Psychoonkologie, Krankheitsverarbeitung, Einzelfallanalyse

Summary

A project is described which is based upon the analysis of original verbal interactions between cancer patients and their councelors/therapists. The therapies were carried on over the period of three years, the verbal material was transcribed before it was analyzed. Five patients were selected from a larger sample, they were intentionally heterogeneous with reference to the type of cancer, age, and social background. Not only the results of the analysis are summarized, but also the methodology and theory of the single case study is illustrated. The chapter finishes off with the formulation of concrete consequences for practical work with cancer patients and with proposals for the cooperation between medical doctors and psychologists.
Keywords: Psychooncology, copring with cancer, single case analysis

---

[1] Hauptamtliche Mitarbeiterinnen des Projekts, die an der theoretischen Konzeption wie an der Erstellung der Auswertungsmethode verantwortlich mitgewirkt, und die auch die Auswertung durchgeführt haben, waren Judith Bettingen, Gabriele Gaul, Barbara Krewer, Katja Madert, Birgit Middendorf, Marina Schnurre und Millard Walz. Als wissenschaftliche Hilfskräfte haben mitgearbeitet: Johannes Groß, Astrid Kurbjuweit und Michael Prowald

1. Einleitung: Ausgangspunkt, Fragestellung und allgemeine Skizze des Projektes

Es besteht kein Zweifel daran, daß die Diagnose „Krebs" einen „Sturz aus der normalen Wirklichkeit" bedeutet (Gerdes 1986), der die Patienten physisch und psychisch meist gänzlich unvorbereitet trifft. Diese Diagnose trennt offenbar scharf in ein Leben „davor" und „danach". Die gewohnte Gefühls- und Gedankenwelt wird plötzlich beherrscht von einer ausschließlichen Zentrierung auf die Krankheit und ihre möglichen Folgen (Eckensberge et al. 1990, S. 157). An die Stelle bekannter Regelsysteme, von Verhaltenssicherheit und Subjekterleben treten Hilflosigkeit, Unsicherheit, Realangst, Kontrollverlust, Identitäts- und Verlustangst. Der Patient macht die Erfahrung, Objekt von Entscheidungen zu sein. „Die ‚normale' Umgebung mit vertrauten Personen, die Berufswelt mit den Arbeitskollegen, Freizeitaktivitäten usw. werden abgelöst durch die Welt des Krankenhauses mit dem Betreuungspersonal, den medizinischen Apparaten und der Krankenhausorganisation mit ihren Abläufen" (Eckensberger et al. 1990, S. 157). Der Patient versucht intrapsychisch mit der Realangst fertig zu werden und den Patientenstatus zu bewältigen. Er entwickelt eine subjektive Krankheitstheorie im Rahmen seiner Sinnsuche (Schumacher 1989), erlebt die Krankheit als Bedrohung und/oder Herausforderung. Entsprechend versucht er die Situation durch interne und externe Kontrollversuche in den Griff zu bekommen. Er sucht (extern) Hilfe in der Medizin, und er sucht u. U. therapeutische Gespräche als soziale Unterstützung in seinen Angstbewältigungsversuchen. Je nach Situation hat er (greift er zurück auf) persönliche Ressourcen (Angehörige, Freunde).

Im folgenden wird über eine Studie zur affektiven und kognitiven Krankheitsverarbeitung bei an Krebs erkrankten Patient(innen)en[2] berichtet, die im Rahmen des Förderungsschwerpunkts „Rehabilitation von Krebskranken" vom Bundesministerium für Forschung und Technologie gefördert wurde. Der Bericht beschränkt sich auf eine äußerst verkürzte Darstellung der wichtigsten Merkmale, Ergebnisse und Schlußfolgerungen dieses Projektes. Es liegt ein fünfteiliger Abschlußbericht an das BMFT vor (Bettingen et al. 1993, Eckensberger und Kreibich-Fischer 1993,

---

[2] Auch wenn es sich im folgenden um Patienten und Patientinnen handelt, werden wir formal umständliche Formulierungen wie Patient/Patientin oder PatientInnen nicht verwenden, sondern allgemein von Patienten sprechen

Eckensberger et al. 1993, Gross 1993), aus dem die wichtigsten Teile an anderer Stelle publiziert werden sollen. Auf eine weitergehende Einbettung des Projektes und seiner Ergebnisse in die allgemeine onkopsychologische[3] Forschung und Theoriebildung (z. B. Hünry und Adler 1981, Kreibich-Fischer 1993, Ziegler et al. 1990) muß an dieser Stelle verzichtet werden.

Als das Projekt 1985/86 vorbereitet und beantragt wurde, gab es selbstverständlich auch bereits Untersuchungen zur Krankheitsverarbeitung krebskranker Patienten (s. Meerwein 1981, Ziegler 1983). Ausgangspunkt für das Projekt war deshalb auch nicht diese allgemeine Problematik. Am Anfang stand vielmehr eine Fragestellung, die seinerzeit neu war, und die sich interessanterweise auch nicht aus der Fachliteratur, sondern aus der praktischen Arbeit mit Krebspatienten ergeben hatte: Am Anfang stand die Beobachtung, daß nicht wenige Patienten im Verlauf ihrer Krankheit früher oder später zu der für den „Gesunden" zunächst befremdlichen Auffassung kamen, *„daß es gut für sie gewesen sei, daß sie krank geworden sind"*. Auch wenn in der allgemeinen Entwicklungspsychologie spätestens seit den Arbeiten von Riegel (1980) erkannt wird, daß grundsätzlich in Krisenerfahrungen erhebliche Entwicklungspotentiale stecken[4], überrascht doch, daß selbst in so extremen, lebensbedrohlichen Krisen noch so positive Potentiale stecken sollten, daß die Patienten auf sie nicht verzichten mochten. Heute ist diese Erkenntnis allerdings keineswegs mehr überraschend oder gar befremdlich, sie wird auch andernorts ausführlich belegt und diskutiert (z. B. Verres 1991).

Für ein genaueres Verständnis dieser „konstruktiven" Aspekte der Krisenverarbeitung mußte es zunächst darum gehen, die psychologischen Prozesse, die über den Krankheitsverlauf hin *langfristig* stattfinden, möglichst umfassend und doch so genau wie möglich, vor allem aber so „patientenbezogen" wie irgend möglich zu analysieren. Eine genauere Kenntnis dieser Prozesse, so war die Hoffnung, könnte vielleicht sogar dem „Gesunden" (besser dem „Nicht-Kranken") helfen. Es erschien jedenfalls widersinnig, daß man zu bestimmten Einsichten über sich und

---

3 Wir verwenden im folgenden die Begriffe „Onkopsychologie" oder „onkopsychologisch", auch wenn üblicherweise von Psycho-onkologie und psycho-onkologisch die Rede ist, weil es sich um eine Anwendung der Psychologie und ihrer Methoden auf den Bereich der Onkologie handelt und nicht umgekehrt

4 Manche Autoren bezeichnen Krisenerfahrungen geradezu als notwendige Voraussetzungen für Entwicklungsprozesse, diese extreme Position wird jedoch keineswegs allgemein geteilt. Zum Überblick über diese Diskussion s. Filipp (1981) und Ulich (1987)

sein Leben erst im (oder durch den) Verlauf einer so schweren Krise gelangen können soll, also im Zusammenhang von Ereignissen/Prozessen, die eine Umsetzung dieser Erkenntnisse gerade erschweren oder gar unmöglich machen. So stand u. a. eine Einstellung im Hintergrund der Studie, die man in dem Slogan zusammenfassen könnte: *„Vom Kranken lernen"*.

Natürlich implizierte dies von Anfang an, daß keine großen Stichproben von Patienten untersucht werden konnten, d. h. auch, daß eine statistische Verallgemeinerung der Ergebnisse notwendig ausgeschlossen war. Ziel des Projektes war es deshalb vor allem, Hypothesen zu formulieren, die sich im traditionellen Forschungsrahmen vielleicht weniger ergeben würden, zudem zwangen jedoch Anspruch und Zielsetzung des Projektes auch, über andere als statistische Generalisierungen nachzudenken.

– Im *Kern des Projektes* stand die *qualitative, intensive Analyse der kognitiven und affektiven Veränderungen einer kleinen Stichprobe von Patienten.* Grundlage für diese Arbeit waren die Gespräche, die diese Patienten über 2 bis 3 Jahre in der psychologischen Beratung oder Betreuung im Krankenhaus Moabit geführt haben.
– Zusätzlich wurde jedoch auch methodisch von der „klinischen Kompetenz" der beiden Therapeutinnen (die Mitautorin und Marina Schnurre) insofern Nutzen gezogen, als diese nach jedem Gespräch die Patienten mithilfe eines speziell entwickelten *Polaritätsprofils* bewerteten.
– Schließlich wurden *halbstrukturierte Interviews* mit *Angehörigen und Ärzten* durchgeführt, und es wurde eine
– *Fragebogenerhebung* von Mitgliedern von *Selbsthilfegruppen* Krebskranker vorgenommen.

Die wichtigste „Datenbasis" für die Analyse der kognitiven und affektiven Prozesse, die in den Patienten während des Krankheitsgeschehens ablaufen, bilden jedoch *Tonbandprotokolle von Gesprächen zwischen an Krebs erkrankten Patienten und ihren psychologischen Therapeutinnen* im Krankenhaus. Auf diese Datenbasis werden wir uns im folgenden kurzen Bericht über die Studie primär beziehen.

2. Das methodologische Selbstverständnis der Studie

Die methodische Besonderheit der Studie lag also zunächst darin, daß zur Bestimmung krankheitsbedingter psychischer Prozesse bewußt *keine speziellen „Erhebungs- oder Meßverfahren"* entwickelt wurden, mit deren Hilfe man bestimmte Einstellungen, Beurteilungen, Ängste und ihre mögliche Bewältigung im Krankheitsverlauf zu „messen" versuchen kann. Ein derartiges Vorgehen hätte zwar den Vorteil gehabt, daß alle Informationen der Patientinnen und Patienten weitgehend vergleichbar gewesen wären, es hätte aber auch bedeutet, daß die Vergleichskategorien selbst (die Fragen oder angesprochenen Themen) primär oder doch weitgehend vom Erkenntnisinteresse der Forscher bestimmt gewesen wären. Demgegenüber wurden die in der Studie analysierten Gespräche nur minimal durch die Therapeutinnen gesteuert, geschweige denn durch die Forschung, oder durch spezielle Forschungsfragen. *Inhalt und Verlauf der Gespräche wurden vielmehr primär durch die Bedürfnisse und Interessen der erkrankten Personen selbst bestimmt.* Es wurde damit versucht, die Krisenerfahrungen in ihrem *intraindividuellen Verlauf* und Wechselspiel abzubilden, sie möglichst *kontextualisiert,* d.h. eingebettet in *reale Lebenszusammenhänge* zu erfassen. Insofern wurzelt die Studie vom Inhalt und der Struktur der Daten her vollständig in der praktischen Arbeit mit den Patienten.

Die Studie erfüllt im Prinzip ein wichtiges Desideratum für zukünftige onkopsychologische Forschung, das etwa Herschbach (1989) formuliert hat, wenn er gerade in der Forschung eine verstärkte Kooperation zwischen Praktikern und Forschern fordert. Herschbach erkennt jedoch sehr richtig, daß eine solche Kooperation nicht nur organisatorische Probleme enthält bzw. gar nicht nur die Bereitschaft zu dieser Kooperation erfordert, sondern er weist zurecht darauf hin, daß sie mit der *Überwindung des uralten Paradigmenstreits „klinische Hermeneutik" vs. „theoriegeleitete Forschung"* einhergehen müsse. Nur, was bedeutet das?

Die Erfahrungen, die wir in unserer Studie gemacht haben, zeigen, daß, wenn man mit dieser Forderung ernst macht, nicht nur die Fragestellungen inhaltlich andere sein werden, und daß diese vermutlich *a priori* „praxisrelevanter" sind (ein Sachverhalt, der vielleicht von Forschung und Praxis gleichermaßen begrüßt würde). Vielmehr hat diese Überwindung des paradigmatischen Gegensatzes vermutlich auch zur Folge, daß eben die Forschung selbst einige liebgewordene Gewohnheiten (Konstruktion von Fragebögen, Aggregierung von Daten, Signifikanztestung oder gar den Versuch, Prognosen zu stellen) wird überdenken, z. T. aufgeben oder jedenfalls relativieren müssen.

Die methodische Entscheidung, das *Erhebungsinstrument* nicht zu standardisieren, stellte zwar die angestrebte maximale „Lebensnähe" der Ergebnisse sicher, erschwerte aber auf der anderen Seite natürlich die Vergleichbarkeit der Daten ungemein. Diese mußte deshalb über *Auswer-*

*tungs*kategorien angestrebt werden. Da bekanntlich – wie Kurt Lewin das einmal auf den Punkt brachte – nichts praktischer ist als eine Theorie, entstand gerade durch die extreme Vielfalt und Heterogenität der in den Patientengesprächen angesprochenen Themen und Fakten aus der „realen Lebenswelt" der Patienten in besonderer Weise der Zwang, bei der Entwicklung von Auswertungskategorien zuallererst einen theoretischen Rahmen zu erarbeiten, der es gestattete, in diese Vielfalt eine gewisse Systematik zu bringen, und der dann erst einen Vergleich der gegebenen (sehr idiosynkratischen) Informationen ermöglichte; wir werden diesen weiter unten wenigstens andeuten.

Prinzipiell war mit der Studie jedoch die Hoffnung verbunden, Anregungen oder Argumente in zwei Richtungen zu gewinnen: Zum einen sollte sie die theoretische Arbeit befruchten, zum anderen erwarteten wir aber auch Hinweise auf die praktische Bedeutung der psychologischen Betreuung der an Krebs erkrankten Patienten.

2.1 Einzelfälle

Wie bereits angedeutet impliziert unsere Entscheidung für detaillierte Verlaufsanalysen aus praktischen, aufwandstechnischen Gründen den Verzicht auf große Stichprobenumfänge. Beides, eine qualitative Tiefenanalyse von psychischen Prozessen während des Krankheitsverlaufs und gleichzeitig eine näherungsweise Überprüfung der statistischen Generalisierbarkeit und Analyse differentieller Unterschiede ist nur unter extrem hohem Aufwand möglich.

Unabhängig von diesen eher pragmatischen Gründen erscheint es aber in einem Forschungsfeld wie dem gegebenen sehr sinnvoll, wenn nicht gar geboten zu sein, sich ganz grundsätzlich stärker Einzelfallstudien zuzuwenden, und das sowohl aus methodischen als auch aus theoretischen Gründen (s. auch Heim et al. 1990). Dazu einige kurze Begründungen:

(1) Zunächst muß man sich klar machen, daß Zusammenhänge zwischen Variablen, die *über Aggregierungen* von Daten bestimmt sind, etwas anderes abbilden als Zusammenhänge zwischen psychischen Prozessen, die über einen längeren Zeitabschnitt *innerhalb* einer einzelnen Person ablaufen. Die *interindividuellen* Aggregierungen bilden (möglicherweise) wesensmäßig ganz andere Zusammenhänge ab als die *intraindividuellen* Prozesse. So ist es bereits aus logischen und statistisch-mathematischen Gründen keineswegs überraschend, daß „Berechnungen, die auf Gruppenmittelwerten beruhen, individuelle Verlaufstendenzen maskieren und

gerade die Frage der individuellen Variabilität über Zeit nicht oder falsch beantwortet wird." (Heim et al. 1990, S. 100). Daraus folgt zunächst, daß die Gültigkeit eines differentialpsychologischen Ergebnisses auf den Einzelfall im Grunde zunächst überprüft werden müßte.

(2) Nicht selten wird gegen Einzelfallstudien oder auch Studien mit kleinen Stichprobenumfängen eingewendet, ihre Ergebnisse seien nicht generalisierbar. *Grundlage jeder Verallgemeinerbarkeit ist aber keineswegs die Häufigkeit eines Phänomens, sondern vielmehr, inwieweit es einen bestimmten „Geschehenstypus" repräsentiert.* Um diese Frage zu beantworten, braucht es jedoch nicht zwingend viele Fälle, sondern (a) *Theoriearbeit,* die den *Geschehenstypus* definiert, (b) *Kategorien,* die Fälle hinsichtlich dieses Geschehenstypus zu vergleichen gestatten, und (c) genaue *Zuordnungsregeln* von konkreten Fällen/Ereignissen zu einem Geschehenstyp. Nicht zuletzt auf der Grundlage derartiger Überlegungen hat z. B. auch Glaser (1978) zunächst zwischen formalen und gegenstandsbezogenen Theorien unterschieden und dargelegt, daß es vor allem für anwendungsbezogene Theorien sinnvoll ist, mit konkreten Kontexten (hier: Betreuungsgespräche mit Krebspatienten) zu beginnen, um erst später zu einer allgemeinen (formalen) Theorie (hier: der Krankheitsverarbeitung chronisch Kranker) vorzustoßen. Er hatte bereits 1967 zusammen mit Strauss (Glaser und Strauss 1967) Vorschläge erarbeitet, wie eine solche Theorie, die gleichzeitig gegenstandsbegründet *und* praktisch ist, zu entwickeln ist. Insbesondere bei der Auswahl unserer Patienten haben wir versucht, diesen Überlegungen insoweit zu folgen, als wir Fälle möglichst unterschiedlicher Prognose ausgesucht haben. Auch wir haben versucht, die Theoriebildung und damit die Verallgemeinerbarkeit unserer Ergebnisse über das Kriterium der „Sättigung" zu bestimmen und nicht über das Kriterium der statistischen Signifikanz. Unter „Sättigung" versteht man den (nur näherungsweise bestimmbaren) Zustand, daß durch Hinzunahme neuer Fälle die bis dahin getroffenen theoretischen Aussagen nicht widerlegt oder ergänzt werden. Wir sind also der Auffassung, daß es in einem relativ jungen Forschungsfeld möglicherweise produktiver auf alle Fälle hin betrachtet, zugleich aber gut begründbar ist, daß man sich zunächst der genauen Analyse von Einzelfällen zuwendet und diese dann auf ihre Generalisierbarkeit überprüft, als daß man umgekehrt versucht, durch große Stichproben Regelhaftigkeiten zu finden, deren Bedeutung für den Einzelfall völlig ungeklärt bleibt (s. Heim et al. 1990).

Angestrebt haben wir deshalb vor allem (a) die *möglichst genaue und theoriegeleitete Analyse der subjektiven Prozesse während einzelner Krank-*

heitsverläufe, um auf dieser Basis (b) *Hypothesen* über die Verallgemeinerbarkeit dieser Befunde zu formulieren. Eine Diskussion praktischer Konsequenzen können wir deshalb nur führen, indem wir (c) *verschiedene Möglichkeiten praktischer Lösungen aufzeigen.* Hier kann es uns also nicht um die eindeutige logische oder kausale Ableitung von Handlungsanleitungen gehen, sondern nur um das *Aufzeigen möglicher Szenarien.*

(3) Zudem zeichnet sich die Bewertung des Einzelfalles für konkrete praktische Vorschläge im klinischen Bereich (im weiteren Sinn) durch eine Besonderheit aus, die es sonst in der grundlagenwissenschaftlichen Analyse nicht in gleicher Deutlichkeit gibt: Gerade im klinischen Bereich muß man nämlich unterscheiden zwischen Begründungen, die sich auf die *deskriptive Verteilung und Häufigkeit* eines Phänomens beziehen und der *ethischen Verpflichtung,* die sich aus der *schieren Kenntnis eines Phänomen unabhängig von seiner Häufigkeit* ergibt. Natürlich wird es im konkreten medizinischen Handeln oft Konflikte zwischen deskriptiven Gegebenheiten (etwa dem Ausmaß von Nebenwirkungen einer Behandlung) und einem ethischen Gebot geben (z.B. eine belastende Behandlung dennoch durchzuführen, wenn sie mit größerer Wahrscheinlichkeit zu einer langfristigen Verbesserung eines Zustandes führt). Wichtig ist uns jedoch, daß sich unter medizinethischen Gesichtspunkten bereits *aus einem Einzelfall praktische Konsequenzen ergeben oder ergeben können.* So ist bereits der empirische Nachweis, daß es *einem* Patienten trotz einer Verschlechterung des objektiven Gesundheitszustandes durch eine psychosoziale Betreuung subjektiv (und lebensbewältigend) besser geht, ein starkes Argument für eine grundsätzliche Entscheidung, diese Behandlung *jedem* Patienten angedeihen zu lassen. *Der Nachweis solcher Prozesse auch an einem Einzelfall ist also unter ethischen Gesichtspunkten für die Praxis bereits eine hinreichende Bedingung für eine Verallgemeinerung.* Natürlich ist es zusätzlich wünschenswert, zu wissen, ob derartige Prozesse auch noch häufig auftreten, dieses zu wissen ist aber für eine Entscheidung (in diesem Fall für eine psychosoziale Betreuung) keine notwendige Bedingung.

2.2 Die sequentielle/längsschnittliche Analyse

In dem gewählten Theorierahmen spielt das Konzept „Entwicklung" eine sehr grundsätzliche Rolle. Entwicklung/Veränderung ist jedoch nicht auf die Bestimmung von relativ kurzfristigen Veränderungen während der Auseinandersetzung mit der Krankheit beschränkt. Mögliche Veränderungen kognitiver und affektiver Prozesse sowie von Sinnstrukturen während der Krankheit interpretieren wir deshalb auch nicht nur für den Analysezeitraum. Wir versuchen vielmehr zusätzlich, durch eine *explizite Anbindung einiger Auswertungskategorien an entwicklungspsychologische Konzepte oder Theorien* diese Prozesse auch stärker *biographisch* einzubetten. Wir rekonstruieren also das Krankheitsgeschehen nicht nur generell als eine mögliche Entwicklungsbedingung im Erwachsenenalter (s. u. a. Eckensberger et al. 1990, Ulich 1987), sondern wir machen uns methodisch explizit zunutze, daß *qualitative Deutungsmuster* in entwicklungspsychologischen Strukturtheorien als „*Stufen*" vorliegen. Hierauf werden wir im folgenden kaum eingehen, dieser Aspekt ist ebenfalls einer gesonderten Publikation vorbehalten. Zusammengenommen bilden jedoch die von uns analysierten Kategorien unterschiedliche Facetten dessen, was man allgemeinsprachlich unter „*Sinnstrukturen*" versteht.

2.3 Objektive und subjektive Daten

Trotz des Schwergewichts, das im Projekt auf der qualitativen Analyse der Tonbandprotokolle lag, wurden insgesamt Daten auf vier Ebenen erhoben. *(1)* Soweit möglich und nötig wurden (objektive) *soziale Hintergrunddaten und medizinische Patientendaten* erhoben bzw. mitverwendet. Zu diesem Zweck wurde ein *Erhebungsbogen* für diese Daten entworfen und angewendet, der diese Daten für den Beginn der Interaktion (Aufnahme in das Projekt) festhielt. Darüber hinaus gab es noch einen sogenannten „*Verlaufsbogen*", in dem soweit wie möglich medizinische (aber auch sonstige) Ereignisse über den gesamten Projektverlauf erhoben wurden. *(2)* Die Therapeutinnen wurden gebeten, Einschätzungen der Patienten (möglichst nach jedem Gespräch) vorzunehmen. Hierzu wurde einerseits ein *35 Items umfassender Ratingbogen* (Eigenschaftsliste, die sich auf eine breite Variation von Patientenmerkmalen bezog) andererseits ein spezieller Bogen für „*Ichprozesse*" entwickelt. Ersterer war einerserseits aufgrund einer Literaturanalyse, andererseits auf der Basis praktischer Erfahrungen der Therapeutinnen selbst erstellt worden. Der Bögen zu den Ichprozessen wurde jedoch nach einigen Fehlversuchen nicht weiter verwendet, eine Anwendung war offenbar ohne ein entsprechendes Training sehr schwierig. *(3)* An mehreren Stellen des Projektes wurden *standardisiertere Verfahren* eingesetzt. Zum einen wurden die *Angehörigen* und die *Ärzte* mit einem *Leitfadeninterview* nach ihren Interaktionen mit den Patienen sowie ihren eigenen Erfahrungen und Einstellungen zum Patienten und dem Krankheitsgeschehen befragt, zum anderen wurde ein *Fra-

gebogen für eine Untersuchung von zwei Selbsthilfegruppen entwickelt. *(4)* Wie bereits betont, bestand der Kern des Projektes jedoch in der *Analyse von verschrifteten Originalgesprächen* zwischen Therapeutinnen und Patienten. Auf die Kategorien, die für diese Auswertung entwickelt wurden, gehen wir gleich zusammenfassend ein.

2.4 Quantitative und qualitative Auswertung

Auch wenn im Projekt die qualitative Datenauswertung der Gespräche im Vordergrund stand, gab es doch zwei Ebenen der quantitativen Auswertung: (a) Erstens wurden die *qualitativen Ergebnisse in deskriptive Häufigkeiten zusammengefaßt* und analysiert. Diese Zusammenstellungen sind ipsativ, d.h. sie betreffen den einzelnen Patienten. (b) Zweitens wurden jedoch die *Polaritätsprofile* (5-Punkte-Skala), die die Therapeutinnen für jedes einzelne Gespräch ausfüllten, *quantitativ verarbeitet.* Wir müssen im vorliegenden Zusammenhang auf die Darstellung der Ergebnisse in Tabellenform verzichten. Wir werden statt dessen lediglich verbal über die wichtigsten Ergebnistrends berichten.

3. Theoretischer Rahmen: Handlungstheorie als Theorie- und Auswertungsrahmen

Die „naturalistische Orientierung" des Projektes, d. h. der Verzicht auf *a priori* Kategorien für die Erhebung der Daten, zwang in ganz besonderer Weise zu dem Versuch, die vielen Versatzstücke, die man im Bereich der Onkopsychologie findet (Subjektive Krankheitstheorien [Becker 1984, Faller 1990, Filipp et al. 1990], Krankheitsbewältigung [Beutel und Muthny 1988, Filipp 1990, Schröder 1986, Weisman 1979], „Social support" [Badura 1981, Muthny et al. 1990], Lebensqualität [von Kerekjarto et al. 1989]) aufeinander zu beziehen, und ein zumindest heuristisch fruchtbares Schema (Modell) zu entwerfen, aus dem heraus anschließend die sehr heterogenen Gesprächsinhalte ausgewertet und miteinander verglichen werden konnten. Wie bereits an anderer Stelle (Eckensberger et al. 1990) kurz dargestellt, haben wir dazu einen handlungstheoretischen Rahmen benutzt, der vor allem auf der konzeptionellen und empirischen Arbeit von Boesch (1976, 1991), Habermas (1982), Janet (s. Schwartz 1951), Piaget (z. B. 1970), Valsiner (1989) und von Wright (1971) fußt.

3.1 Das handlungstheoretische Verständnis der Psychologie: Menschenbild und Handlungstheorie

Wir haben bereits in verschiedenen Kontexten (z.B. Eckensberger 1979, 1990, 1992, 1993) dargelegt, daß die Psychologie sich nicht (jedenfalls nicht nur) als Naturwissenschaft verstehen kann. Wir haben im Anschluß an Reese und Overton (1970) argumentiert, daß jeder psychologischen Theorie ein spezifisches Menschenbild zugrunde liegt, und daß dieses im Fall der Handlungstheorien das *potentiell selbstrelexive Subjekt* der *„homo interpretans"* ist, der Mensch als das *deutende Wesen*: Über seine gesamte Lebensspanne hin versucht er, sich die Welt und seine Erfahrungen in ihr plausibel zu machen. Dies geschieht allerdings immer in einem kulturellen Kontext. Dieser hält geteilte Bedeutungsschemata für ihn bereit, die deshalb einerseits gleichsam als Folie für individuelle Erfahrungen gelten können, die aber andererseits selbst über die historische Zeit in der Kulturgeschichte – vom Menschen geschaffen wurden. *Psychologie ist deshalb im Kern auch, wenn nicht gar vor allem, eine Kulturwissenschaft* (Valsiner 1989).

Nach allem, was wir aus der Literatur zur Krebskrankheit wissen, ist diese Auffassung besonders in diesem Problembereich fruchtbar, denn Fragen der *Sinnkonstruktion* standen nicht nur am Ausgangspunkt dieses Projektes, sondern sie geraten zunehmend in den Fokus der Betrachtung.

Zweitens ist Psychologie im *Kern auch immer Entwicklungswissenschaft*. Das Verständnis sowohl der individuellen handlungsleitenden Systeme (Motive, Deutungsstrukturen, Wissensbestände, emotionale Bewertungen etc.) als auch der kulturell gewachsenen Regeln, der Freiräume für Handlungen wie auch der Handlungszwänge oder Handlungserwartungen, die eine Kultur bereitstellt oder setzt, läßt sich nur über ihre *Entwicklung* (also die *Ontogenese* der individuellen Bezugssysteme und die *Geschichte* der kulturellen Regel- und gemeinsamen Deutungssysteme) gewinnen (Eckensberger 1979, 1990).

Auch diese Auffassung ist für die Onkopsychologie äußerst fruchtbar, da zunehmend *individuelle Krankheitsverläufe* in den Blick geraten und einzelne Konzepte (wie etwa das der Lebensqualität) selbst zunehmend als *dynamische Konzepte* verstanden werden.

Drittens ist Psychologie im Kern auch *Handlungswissenschaft* (und nicht Verhaltenswissenschaft). Nur das Verständnis des Menschen als eines potentiell selbstreflexiven Subjektes, das nicht nur seine Kultur, sondern in gewissem Sinn *auch sich selbst „schafft"*, ermöglicht eine *Integra-*

tion der individuellen und kulturellen Deutungs- und Regelsysteme (Eckensberger 1979, 1990). Kulturelle Regeln sind ja nicht nur Voraussetzungen/Rahmenbedingungen für menschliche Aktivitäten, sondern sie sind selbst vom Menschen gemacht, gestaltet, worden. Auch wenn sie „funktional autonom" werden (können), sind sie aus diesem Grunde dennoch grundsätzlich mit teleologischen Strukturen gesättigt, d.h. beispielsweise auch, daß sie im Prinzip (wenn auch in unterschiedlichem Umfang) änderbar sind.

Diese *aktive Komponente in der Konstruktion von Sinn* im Verlauf der Verarbeitung der Krebskrankheit wird ebenfalls zunehmend erkannt und akzeptiert. Sie ist auch Leitvorstellung in der Interpretation der verschrifteten Patientengespräche. Die ebenso wichtige Analyse des Anteils der „*sozialen Konstruktion" der Krebskrankheit,* einer Frage, die dem Mediziner vielleicht völlig fremd erscheint, die dem Psychologen aber zunehmend wichtig werden sollte, mußten wir im gegenwärtigen Projekt leider weitgehend ausklammern, oder jedenfalls auf ihre Rolle in den Patientengesprächen beschränken. Die kulturell mitbedingte Metaphorik, die Susan Sontag (1981) im Kontext der Begrifflichkeit der Krebserkrankung beschreibt, oder die kulturellen Stereotype über diese Krankheit, die etwa Dornheim (1983) benennt, würden hier jedoch hingehören.

3.2 Die Struktur des Handlungsbegriffs – Selbstreflexivität, Verantwortung

Begrifflich sind Handlungen *zukunftsorientierte* und *potentiell reflexive Aktivitäten,* d.h. der Handelnde ist sich seiner Tätigkeit potentiell (nicht in jedem konkreten Handlungsvollzug) bewußt. Handlungstheorien nehmen zumindest einen *subjektiven Punkt einer (autonomen) Entscheidung* an. Auch dieser ist wieder *potentieller* Natur. Dabei ist es zunächst nicht relevant, wie oft konkrete Aktivitäten vom Subjekt tatsächlich (empirisch) „reflektiert" werden. Relevant ist vielmehr, daß *im Prinzip jede Aktivität reflexiv werden kann.* Dieses Merkmal unterscheidet die Handlung streng vom Verhalten. Nur aus dieser Annahme läßt sich jedoch die *Verantwortung* als Konzept wie auch das (weitergehende) Konzept der *Schuld* und der *Schuldgefühle* ableiten (Eckensberger 1989, 1993) – beides Konzepte, die auch im Bereich der Krebskrankheit eine zentrale Rolle spielen.

Betrachtet man die Handlung als *empirische Untersuchungseinheit,* so geht es um den Aufbau der Handlung, ihre Durchführung im Verlauf und ihre Beendigung. Konkrete (und idealisierte) Handlungen haben einen *dynamischen Verlauf,* d. h. sie sind durch eine *Anfangs-,* durch eine *Ver-*

laufs- und eine *Endphase* gekennzeichnet. Alle drei Phasen sind durch *affektiv/evaluative, strukturell/kognitive* und *energetische* Aspekte rekonstruierbar (s. dazu vor allem Boesch 1991). In der *Anfangsphase* werden z. B. Ziele, zu erreichende und zu vermeidende Zustände antizipiert; im *Verlauf* werden die wichtigen *Handlungsregulationen* (kognitiver, bewertender und energetischer Art) ausgeführt; und in der *Endphase* findet die *Bewertung der Handlungsergebnisse* im Hinblick auf die antizipierten Zustände oder intendierten Zustandveränderungen statt. Diese Betrachtung führt unmittelbar in die Konzepte hinein, die für die Krankheitsverarbeitung relevant sind.

3.3 Ebenen der Handlung

Zur Entwicklung einer grundsätzlichen Heuristik ist es sinnvoll, im Anschluß an und in Ergänzung zu Pierre Janet in *verschiedene Handlungsebenen* zu unterscheiden.

Handlungen werden mit bestimmten Zielsetzungen (Bedürfnissen) in realen Situationen durchgeführt. Diese Aktivitäten führen einerseits zu einer Veränderung der Umwelt (hierzu rechnen wir auch den „natürlichen Organismus", den Körper des Handelnden), andererseits zu einer Veränderung der Wahrnehmung der Situation durch den Handelnden, seines Wissens über die Situation oder ihrer Bewertung.

Diese *primären Handlungen* werden im wesentlichen im Hinblick auf grundlegende Bedürfnisse, figurative Schemata (Wissensstrukturen unterschiedlicher Komplexität), persönliche Zielpräferenzen ausgeführt und bewertet. Im Verlauf dieser Handlungen treten jedoch *Hindernisse* und *Barrieren* verschiedenster Art auf. Diese Tatsache ist zentral für jede Veränderung/Entwicklung (s. Piaget 1970). Zudem werden auch diese Barrieren interpretiert und bekommen erst so ihre spezifische Qualität. Z. B. werden Barrieren, die *kausal* (materiell/physikalisch) interpretiert werden, als *Probleme* verstanden, die es zu *beseitigen* gilt. Barrieren jedoch, die als *soziale Phänomene* (als von jemandem intendiert) interpretiert werden, werden als *Konflikte* verstanden, die es zu *lösen* gilt (s. im einzelnen Eckensberger 1992). Barrieren werden also zunächst selbst interpretiert und sie führen zu (verschiedenen) *Regulationen* und *Reflektionen.* Im Verlauf der Bewertungen dieser primären Handlungen treten auch die sogenannten *primären Affekte/Emotionen* auf: Freude, Ekel, Wut/Ärger, Trauer, Angst (s. dazu im einzelnen Boesch 1976, Eckensberger und Emminghaus 1982,

Hoffman 1984, Lewis et al. 1989, Smith und Lazarus 1989, Ulich und Kapfhammer 1991, Weiner 1982).

Es ist evident, daß diese Unterscheidung von Deutungsmustern (kausal/materieller oder sozialer Art) auch für die Krebskrankheit eine wesentliche Rolle spielt: Es dürfte einen großen Unterschied machen, ob jemand die Krankheit auf eigenes Fehlverhalten (z.B. Rauchen) zurückführt, oder ob er sie als Folge äußerer, physikalisch materieller Umstände versteht (z. B. Umweltverschmutzung), oder als Folge von Handlungen anderer Personen, seien sie intendiert oder fahrlässig (etwa Liebesverweigerungen). Nicht nur wird er völlig andere Emotionen empfinden (Wut/Zorn/Ärger), sondern auch unterschiedliche Strategien der Regulation wählen.

Allerdings kann man davon ausgehen, daß die Regulationen nicht nur vom handelnden Subjekt allein ausgeführt werden (vgl. Valsiner 1989), sondern hier finden natürlich auch *Ko-Regulationen* (Unterstützungen, Hilfestellungen) durch die Mitwelt statt, die ihrerseits auch auf die emotionale Bewertung des Erfolges/Mißerfolges einer Regulation einen Einfluß haben (z.B. wird *Stolz/Triumph* auf eigenen Erfolg empfunden, *Dankbarkeit* oder *Bewunderung* für Hilfehandlungen durch andere etc.).

Diese Regulationen nennen wir auch *sekundäre Handlungen* (und Reflexionen), weil sie einerseits – wie die primären Handlungen – zukunftsorientiert sind und eine teleologische Grundstruktur aufweisen (zielorientiert sind), weil sie aber andererseits nicht auf „die Welt", sondern auf Handlungen orientiert sind. Hierbei handelt es sich also um „handlungsorientierte Handlungen".

Die Regulationen haben alle das Ziel, Handlungen zu kontrollieren – weiterzuführen, aufzugeben, die Situation umzudeuten etc. Sie sind je nach Deutungstyp der Barriere verschieden (s. o.), und auch sie hängen einerseits von Angeboten sowie Möglichkeiten ab, die eine Kultur bereitstellt, sowie auch von den Verboten/Tabus, eben den „normativen Regelsystemen", die es in einer Kultur gibt. Dies sind z.B. Wissenssysteme, aber auch Moral und Recht als Ergebnisse bewährter Konfliktlösungen einer Kultur.

Wie die primären Handlungen führen jedoch auch die sekundären Handlungen zu subjektiven Konstruktionen/Rekonstruktionen eben dieser Regelsysteme für Problembeseitigungen, Konfliktlösungen etc. Diese Regelsysteme bilden die individuellen „*normativen Bezugssysteme*" für Handlungen. Sie sind „formale Niederschäge" gleichartiger Erfahrungen im Subjekt, und sie sind deshalb zunächst als „Strukturen" zu verstehen.

Sie sind jedoch nicht nur Ergebnisse sekundärer Handlungen, sondern sie bilden gleichzeitig auch den normativen Bezugsrahmen für weiteres Handeln (für primäre wie für sekundäre Handlungen). Sie enthalten nämlich Überzeugungen darüber, was erlaubt, was verboten ist, welche Rechte und Pflichten man hat, welche Verantwortungen man für sich oder für andere hat. Sie enthalten aber auch die Kategorien der Logik (wann etwas im Widerspruch mit etwas anderem steht, wann etwas konsistent ist etc.). Wir gehen davon aus, daß diese Deutungssysteme in der Ontogenese eine Transformation erfahren, sich in unterschiedlichen"Entwicklungsstufen" abbilden, wenngleich wir keine so strengen Vorstellungen dieser Stufen haben, wie das bei den meisten kognitiven Entwicklungspsychologen der Fall ist (vgl. z. B. Kohlberg et al. 1983).

Diese Bezugssysteme spielen jedoch auch in der Verarbeitung der Krebskrankheit eine wichtige Rolle, denn sie bestimmen in erheblichem Maße, (a) was man von seinem sozialen Umfeld erwartet (oder gar fordert) und zwar sowohl vom Arzt, als auch von seinen Bezugspersonen, (b) welche Verantwortungen, welche Rechte/Pflichten man hat (zu haben glaubt), wie man also auch in Bezug auf das soziale Umfeld handelt. Diese Bezugssysteme spielen vermutlich für die sozioemotionale Verarbeitung/Regulation des Krankheitsgeschehens ebenso eine Rolle wie für die „compliance", also die Mitarbeit, den informellen „Vertrag", den man hat oder den zu haben man ablehnt. Theoretisch wie empirisch bedeutsam ist auch, daß sie den kognitiven Rahmen setzen für komplexere Emotionen (etwa die moralische Entrüstung, den Neid etc.). Wir haben das an anderer Stelle genauer ausgeführt (Eckensberger 1989, Eckensberger und Emminghaus 1982).

Es ist nur konsequent (und folgt in gewissem Sinn bereits aus der Annahme der „potentiellen Selbstreflexivität") anzunehmen, daß Behinderungen der sekundären Handlungen zu einer verstärkten Selbstreflexion führen, also zu Fragen, welche Ziele man wirklich will, aber auch wer man ist, welchen Sinn die eigene Existenz hat. Diese Prozesse nennen wir *tertiäre Handlungen,* weil sie aktorbezogen sind. Auch hier stecken also wieder vor allem in den Barrieren/Verhinderungen von Handlungen (sekundären Handlungen) die Entwicklungspotentiale. Dieser Themenbereich hatte ja im engeren Sinn zur Fragestellung des Projektes geführt. Hier führt der Prozeß der primären Strukturierung subjektseitig zur Identität des Subjektes, während er in seiner Außendarstellung kulturseitig zu Rollenerwartungen oder Personenstereotypen in einer Kultur führt.

Wir nehmen an, daß auch diese Identitätsstrukturen ganz generell eine handlungsleitende Bedeutung haben. Bei ihnen handelt es sich zum einen um *existentielle Strukturen*, wie sie etwa bei Oser und Gmünder (1984) oder Fowler (1991) ausgearbeitet wurden, also um Stufen, die *die Beziehung des Menschen zum „Ultimaten" abbilden*, oder um *Identitätsstufen*, wie sie z. B. von Robert Kegan (1982) publiziert wurden, Stufen, in denen ein immer neues Verständnis der Beziehung des Subjektes zu seiner sozialen Welt, seiner Auffassung zur Beziehung zwischen *Autonomie* und *Bindung* rekonstruiert wurde, der Balance, die es zwischen der Berechtigung und Erfüllung *eigener und fremder Bedürfnisse* sieht.

Gerade im Bereich der Krebskrankheit wurde ja immer wieder postuliert, daß Krebskranke besonders anpassungsbereit sind, besonders schlecht gelernt haben, eigene Bedürfnisse zu artikulieren und durchzusetzen. Insofern ist gerade diese Spannung zwischen Autonomie und Bindung zentral sowohl für die subjektive Krankheitstheorie der Kranken, als auch wieder für ihre sozialen Bewältigungsversuche der Krankheit. Auch hier spielt natürlich die soziale Unterstützung eine zentrale Rolle. Insbesondere in gemeinsamen Regulationsversuchen (Bewältigungsversuchen) der Krankheitssituation kann man geradezu von einer „Ko-Agency", also einem kooperativen Handlungskern sprechen. Bereits hier sei gesagt, daß wir die religiösen Strukturen nicht ausgewertet haben.

Bisher haben wir von primären Strukturierungen gesprochen, die zu vor allem formalen Strukturen im Subjekt und in einer Kultur führen. Zusätzlich folgen wir jedoch Boeschs (1976, 1991) Konzept der „sekundären Strukturierungen", das besonders für die Analyse affektiver Beziehungen des Subjekts zu seiner sozialen und materiellen Umwelt sowie von deren symbolischer Qualität fruchtbar scheint. Eines der zentralen Probleme der Psychologie ist es ja, trotz der Analyse und Formulierung *allgemeiner Prozesse, Funktionen* und *Strukturen* auch das *Individuelle, subjektiv Einmalige* in den Griff zu bekommen, zu verstehen. Diese Überlegungen stehen noch am Anfang und sind auch bisher nur für erfolgsorientierte Handlungen vorgelegt worden.

Boeschs Vorschlag geht davon aus, daß jede Handlung zwei Aspekte hat: Einen „instrumentellen", der üblicherweise betrachtet wird – man benutzt z. B. einen Hammer, um einen Nagel in die Wand zu schlagen; einen zweiten *„subjektiv funkionalen Aspekt"*. Das Einschlagen des Nagels in die Wand kann Spaß machen, man kann damit seinen Ärger abreagieren oder man kann stolz darauf sein – Boesch spricht hier von „funktionaler Potentialität" des Subjektes. Wesentlich ist, daß die einfache Handlung des Nagelns einen Wert bekommt, der über ihre Instrumentalität hinausreicht, der einen *Ichbezug* herstellt, der zentral ist. Zudem bekommt aber die gesamte Situation (inklusive der Hammer) durch diese funktionale Potentialität ihre *idiosynkratische Bedeutung* für das Subjekt: Die Situation wird so nicht nur kognitiv konstituiert, sondern sie wird zudem affektiv strukturiert und sie *symbolisiert* gerade diese funktionale Potentialität. Es ist also die sekundäre Strukturierung, die die subjektive Qualität von Handlungen und Situationen (inklusive Objekten und anderen Personen) ausmacht.

Wesentlich für uns ist, daß dieser Vorschlag trotz seiner Spekulativität einen interessanten Aspekt enthält: Diese subjektiven Strukturierungen (mit den korrespondierenden Symbolisierungen in der Kultur) gibt es nämlich auf allen drei Handlungsebenen. Insbesondere auf der Ebene der sekundären Handlungen sind es die „*Fantasmen*", die entstehen. Das sind *übergeordnete, individuelle Handlungsziele*, die wir inhaltliche normative Bezugssysteme oder Sollwerte nennen (im Gegensatz und in Ergänzung zu den strukturellen Stufenkonzepten). Das sind z. B. Kontrollvorstellungen, aber auch Ideale von Autonomie, Selbstbestätigung, Gesundheit etc.. Es braucht nicht ausgeführt zu werden, daß gerade dieses Konzept für eine lebensbedrohende Krankheit von zentraler Bedeutung ist, da gerade auch diese Sollwerte bedroht sein dürften.

4. Die empirische Untersuchung

4.1 Stichprobe

Die Gesamtstichprobe der Personen, die an der Untersuchung teilgenommen haben, und von denen die Betreuungsgespräche aufgenommen und transkribiert wurden, umfaßt 21 Patientinnen und 4 Patienten. Es handelt sich dabei um Erkrankungen der Brust (13), der Geschlechtsorgane (6; 4 wbl.; 1 mnl.), des Verdauungssystems (2; 1 wbl.; 1 mnl.), des Blut- und Lymphsystems (3; 2 wbl.; 1 mnl.) und der Blase (1 wbl.).

Die Zeitpunkte des Krankheitsbeginns lagen zwischen 1986–1989, die meisten Patienten waren zwischen 40 und 54 Jahren alt. Die Prognose war überwiegend schlecht bis sehr schlecht.

Acht Patienten sind inzwischen verstorben. Im Zeitraum von Oktober 1987 bis November 1990 wurden insgesamt 521 Gespräche aufgezeichnet und mit durchschnittlich 30 Seiten Text transkribiert. Es lagen also ca. 15.000 Seiten transkribierte Gespräche vor.

Die Auswertung wurde mit fünf Fällen begonnen, die *umfangreich und möglichst vollständig dokumentiert, aber gleichzeit sehr heterogen* waren.[5] Diese Auswahl sollte es uns gestatten die „theoretische Generalisierung" vorzunehmen, von der wir oben gesprochen haben. Die Heterogenität der fünf Fälle bezieht sich auf mehrere Merkmale: (a) Vor allem unterschieden sie sich beträchtlich hinsichtlich des *Schweregrads der Krankheit* (Prognose): Eine Patientin (Ovarialtumor) war nach zwei Jahren „praktisch geheilt"; ein Patient (Lymphom) hatte eine gute bis mittelgute Prognose; eine Frau (metastasiertes Mammakarzinom) hatte eine schlechte Prognose, aber eine untypisch lange Überlebenszeit; eine Frau (Leukämie) mit schlechter Prognose ist in der Zwischenzeit verstorben, und eine weitere Frau (Mammakarzinom mit medizinischen Komplikationen) hatte ebenfalls eine schlechte Prognose. Auch sie ist in der Zwischenzeit verstorben. (b) Die Patienten befinden sich zwar weitgehend im „mittleren Erwachsenenalter", dennoch ist die *Altersstreuung* beträchtlich, sie liegt zwischen 24 und 50 Jahren. (c) Es handelt sich um *einen Mann und vier Frauen,* (d) der *soziale Hintergrund* ist ebenfalls sehr unterschiedlich. Das gleiche gilt (e) für die *Art der Krebserkrankung* sowie auch (f) für die *Zeitpunkte der Aufnahme der psychotherapeutischen Behandlung.*

Die im folgenden berichteten Ergebnisse beziehen sich zwar explizit nur auf diese fünf Fälle, dennoch fließt in Deutung und Diskussion dieser Ergebnisse natürlich mit ein, daß insgesamt gesehen (a) weitere Fälle aus der Gesamtstichprobe bei der Bildung und Überprüfung der Kategorien durchgearbeitet wurden, (b) vor allem aber, daß die Berichterstatterin Frau Kreibich-Fischer Erfahrung mit mehr als 2000 Fällen hat. Bei aller Konzentration auf die fünf untersuchten Fälle wäre es völlig künstlich, von diesem Gesamtrahmen der Studie zu abstrahieren.

4.2 Auswertungsschema für die Patientengespräche: Erläuterung der Kategorien

Die Entwicklung der Auswertungskategorien erforderte insgesamt einen unverhältnismäßig größeren Aufwand, als dies nach vorausgegangenen Studien in anderen Bereichen oder zu anderen Themen zu erwarten war.

---

[5] Von einer weiteren Patientin wurden die Gespräche ausgewertet, für sie fehlen aber alle einbettenden Daten („social support" und Ärztebefragung), da sie von der Therapeutin betreut wurde, die nicht bis zum Ende der Projektlaufzeit im Projekt verbleiben konnte. Von einer anderen Patientin sind alle Daten vorhanden, sie wird gegenwärtig noch in einer Diplomarbeit bearbeitet

Im Grunde mußten alle Auswertungskategorien neu erstellt werden. Diese Arbeit erforderte über die gesamte Laufzeit des Projektes ein intensives und mehrfaches Hin- und Herpendeln zwischen theoretischen Überlegungen und dem sprachlichen Material. In diesem Prozeß wurden jeweils zunächst (theoretisch) Kategorien formuliert (d. h. es wurden zunächst denkbare Fälle unterschieden), die dann hinsichtlich ihrer Brauchbarkeit für die Auswertung der Transkripte überprüft wurden. Dabei wurden sie in der Regel einerseits vereinfacht, andererseits ergänzt, weil in den Texten Aspekte enthalten waren, die vorher in den theoretisch entwickelten Kategorien nicht bedacht worden waren. Dieser Prozeß führte zu einem umfangreichen „Handbuch zur Auswertung von verschrifteten Therapie-/Beratungsgesprächen" (Bettingen et al. 1993). Es ist ein wesentliches Ergebnis der Studie.

Um die Genauigkeit der Kategorien etwas präziser bestimmen zu können, wurde vor Beginn der endgültigen Auswertung der Fälle eine *Reliabilitätsstudie* durchgeführt. Insgesamt war die Raterübereinstimmung für verschiedene Aspekte des Auswertungsschemas verschieden, im Schnitt lag sie bei über 60 %, was bei der extremen Unschärfe des Materials als hoch gelten kann. Dieses Ergebnis ist jedoch äußerst konservativ, weil im folgenden Auswertungsprozeß die Auswertungssicherheit (und wie sich in den Diskussionen über Unsicherheiten bei einzelnen Textpassagen zeigte, auch die Auswertungsübereinstimmung) immer größer wurde. Über die Bestimmung der Interrater-Reliabilitäten konnte somit zugleich eine Erhöhung der *Validität* der Auswertung erreicht werden.

Tabelle 1 gibt einen groben Überblick über die benutzten Auswertungskategorien.

4.3 Soziale Unterstützung: Angehörigenbefragung

Wie im handlungstheoretischen Teil erläutert, spielt die soziale Umwelt natürlich als soziales Handlungsfeld, das unterstützt, anbietet, kanalisiert und einschränkt, eine wichtige Rolle. Neben unseren Versuchen, die Rolle wichtiger Bezugspersonen in den verschiedenen Kategorien des handlungstheoretischen Auswertungsschemas in ihrer Qualität zu bestimmen (als „Ereignisquelle" in der Situations- und Kontextdeutung, als Barriere, als Sollwert), haben wir jedoch eine gezielte Befragung mit den Patienten einerseits und den wichtigsten Bezugspersonen (Konfidanten) der Patienten durchgeführt. Die Fragen resultierten z.T. aus einer inten-

Tabelle 1. Überblick über die Auswertungskategorien für die verschrifteten
Patientengespräche

---

a) Themen: Die Themen dienen als *Einstieg* in die Auswertung. Entsprechend wird der
gesamte Text zunächst in chronologischer Reihenfolge nach den Themen eingeteilt, die
im therapeutischen Dialog behandelt werden.

b) Initiator: Die Kennzeichnung des Initiators gibt an, ob das Thema von der *Therapeu-*
tin oder vom *Patienten* selbst angesprochen wurde.

c) Zeitstruktur: Diese Kategorie soll die *zeitliche Richtung* der (im Gespräch) beschriebenen
Handlungen differenzieren. Es wird unterschieden in zeitlich zurückliegende (nah vs.
fern), gegenwärtige und bevorstehende (nah vs. fern) Ereignisse und Handlungen.

d) Zeiterleben: Diese Kategorie soll die *subjektive Zeitwahrnehmung* des Patienten erfassen.

e) Handlungsziel: Die Kategorie der Handlungsziele dient als Einstieg in die Bestimmung
der zu analysierenden Handlungsketten.

f) Handlung: Unter Handlungen werden die *Mittel verstanden,* die im Anschluß an Handlungsziele formuliert werden, sie dienen dem Erreichen der vom Patienten genannten
Ziele. Unter Handlung wird in der Auswertung also im Prinzip Tun oder Unterlassen verstanden.

g) Situative Handlungsparameter (Situation und Kontextdeutung): Unter Situation verstehen wir *die vom Patient wahrgenommene Konstellation,* in die sich die Handlung eingle-
dert. Die situativen Handlungsparameter differenzieren wir nach folgenden Dimensio-
nen: *(1) situativ vs. überdauernd* (in der Wahrnehmung des Patienten); *(2) positiv valent*
vs. negativ valent (als die persönliche Bedeutung, die der Patient dem Ereignis zumißt);
(3) fremdproduziert vs. selbstproduziert (Widerfahrnisse, also Ereignisse, die durch die Situation geschaffen werden, vs. selbstproduzierte Ereignisse, die in der Folge eigener Handlungen auftreten, und Gegebenheiten der eigenen Person); *(4) krankheitsbedingt oder nicht,*
(5) Quellen von Ereignissen: (Mit dieser Kategorie sollen die „Ursachen" von Ereignissen
festgehalten werden, wie sie vom Patient wahrgenommen wurden).

h) Emotionen: Unter Affekten verstehen wir alle Prozesse, durch die das Individuum
Situationen bewertet und ihnen eine *subjektive Bedeutung* verleiht. Sie können *hand-*
lungsinitiierend und *handlungssteuernd* wirksam werden.

i) Regulationen: Unter Regulationen verstehen wir (s. o.) „sekundäre, handlungsbezogene
Handlungen". Es handelt sich also um Handlungen auf „handlungsorientiertem Niveau,
in denen die Handlung selbst zum Objekt einer Handlung gemacht wird; sie treten meist
in Folge von Konflikten (mit anderen Handlungen oder Handlungspartnern) oder Pro-
blemen/Barrieren (in erfolgsorientierten Handlungen) auf und zielen darauf, solche
„Störungen" zu beseitigen und so die Handlungsfähigkeit des Individuums aufrechtzuerhalten. Zusätzlich unterscheiden wir zunächst *intrapsychische* und *aktionale* Regulationen.

Fortsetzung Tabelle 1

---

j) Inhaltliche übergeordnete Zielkomplexe (Fantasmen): Darunter verstehen wir solche handlungsleitenden, übergeordneten Wert-, Norm- und Zielvorstellungen, durch die das Individuum sich definiert, d. h., durch die es Kontinuität und Konsistenz seines Ich (seiner Identität) über Raum und Zeit herstellt, und durch die es sich – auch in Beziehung zu anderen Subjekten – als immer wieder dasselbe und unverwechselbare Individuum erlebt und ausweist. (Hierbei unterscheiden wir – mit Hilfe der Kategorie *Status* zusätzlich, ob es sich um ein *Realbild* (realisiert/nicht-realisiert) oder ein *Idealbild* (angestrebt), oder um eine Bedrohung von als zur eigenen *Person zugehörig erlebten Aspekten des Selbstbildes* handelt.

k) Strukturelle handlungsleitende normative Bezugssysteme
Aufbauend auf entwicklungspsychologischen Stufentheorien wurden Stufenbeschreibungen entwickelt, mit denen wir die besondere Art und Weise beschreiben wollen, in der Patienten ihre Konflikte wahrnehmen und wie sie diese Konflikte zu lösen versuchen. Die zentralen strukturellen Bezugssysteme bezogen sich auf

– Konflikte zwischen *eigenen* und *fremden Bedürfnissen,*
– Konflikte zwischen *Verantwortung* und *Fürsorge,*
– Konflikte zwischen *Rechten* und *Pflichten.*

l) Krise: Hier wurden alle Äußerungen von Patienten erfaßt, die Hinweise auf eine *Identitätskrise* geben, die entweder in Zusammenhang mit einer *individuellen Krisenlage* steht (so treten in Zusammenhang mit der Krebsdiagnose Fragen auf, die die Integration der Krankheit in die eigene Identität betreffen) oder eine *individuelle Sinnkrise* andeutet (hier wird nicht mehr versucht, die Krise innerhalb eines gegebenen Sinnzusammenhangs zu bewältigen, sondern der gegebene Sinnzusammenhang selbst wird zum Thema der Krise).

m) Biographische Einbettung: Diese Kategorie soll Aussagen darüber ermöglichen, wie die Patienten gegenwärtige Erfahrungen und Ereignisse in ihre Lebensgeschichte einbetten.

n) Subjektive Krankheitstheorien: Hier wurden zunächst alle relevanten Textpassagen paraphrasiert, um Aussagen über die subjektiven, „naiven" Theorien der Patienten (a) über die *Ursachen ihrer Erkrankung* und (b) daraus abgeleitete *Vorstellungen über Heilungsmöglichkeiten* machen zu können. Dabei interessieren uns insbesondere *Veränderungen dieser Vorstellungen im Verlauf der Gespräche* und damit eventuell mögliche Rückschlüsse auf die Funktion der Krankheitstheorie im Prozeß der Krankheitsverarbeitung.

---

siven Literaturanalyse[6], z. T. aus theoretischen Überlegungen. Die Fragen wurden sowohl den Patienten als auch den Angehörigen gestellt. Die

---

[6] Die Literaturanalyse wurde dankenswerterweise von Frau Middendorf durchgeführt

spätere Auswertung wurde nicht nur in Bezug auf den Inhalt, sondern auch hinsichtlich der Divergenzen oder Übereinstimmungen zwischen Patienten/Angehörigen durchgeführt. Diese Fragen bezogen sich auf Bereiche wie:

Zusammenleben mit dem Partner, Bedeutung der Krankheit für das Zusammenleben, Angst vor der Krankheit, Verantwortlichkeit für die Krankheit, Bewertung des körperlichen und seelischen Zustandes, generelle Bewertungen der Beziehung und des Partners wie deren Veränderung, Rolle der Unterstützung in der Beziehung, Rolle des Partners, Belastung der Beziehung, Bedeutung anderer Kontakte inklusive von Selbsthilfegruppen, mögliche positive Aspekte in der Situation nach der Erkrankung.

4.4 Soziale Unterstützung: Ärztebefragung

Als zweiter wichtiger Bereich der Unterstützung haben uns die Ärzte interessiert. Auch hier haben wir – wie bei den Angehörigen – qualitative Äußerungen aus den Gesprächen analysiert, zusätzlich haben wir jedoch auch eine Befragung der Patienten zu ihren wichtigsten behandelnden Ärzten und der Ärzte über die Patienten durchgeführt.

5. Zusammenfassende Beschreibung der Ergebnisse

5.1 Quantitative Betrachtung der Gespräche

Insgesamt wurden 521 Gespräche von 25 Patienten über sehr unterschiedliche Zeiträume aufgenommen, einige Patienten wurden über die gesamte Projektlaufzeit hin und natürlich darüber hinaus betreut, also über die Dauer von mehr als drei Jahren.

Fazit: Allein *Häufigkeit und Dauer der Gespräche* zeigen für sich genommen, daß Patienten bei einem entsprechenden Angebot ein sehr ausgeprägtes *Bedürfnis nach einer kontinuierlichen psychischen Betreuung haben.* Dieses Ergebnis hängt vermutlich u. a. damit zusammen, daß die Therapeutinnen im Krankenhaus Moabit (dem Ort der Studie) *aktiv auf die Patienten zugehen.* Da die Patienten sich zunächst (nur) körperlich krank fühlen, sehen viele zunächst auch keinen Anlaß, einen Psychologen aufzusuchen. Da sie aber mit ihrer objektiv bedrohten Lebenssituation nur schwer allein fertig werden, nehmen sie eine aktiv an sie herangetragene Hilfe intensiv auf.

5.2 Globale Bewertung der Therapiegespräche

Die Inbeziehungsetzung der Patientenratings, der qualitativen Äußerungen über die Krankheitsbewältigung wie der objektiven medizinisch-somatischen Befundlagen über längere Zeiträume (bis zu drei Jahren) zeigt, daß es Patienten gibt, bei denen die „objektiven" Befundlagen und die „subjektiven" Befindlichkeitslagen über die Zeit weitgehend kovariieren, daß es andere gibt, denen es trotz erheblicher Verschlechterung ihrer objektiven Situation psychisch insofern bessser geht, als sie zunehmend kämpferischer, optimistischer und lebensbejahender werden, und daß es schließlich Patienten gibt, denen es psychisch relativ unverändert schlecht geht, obgleich ihr klinisches Zustandsbild sich verbessert.

Fazit: Bei allen Patienten spielen die Betreuungsgespräche eine sehr wichtige, wenn auch eine sehr unterschiedliche Rolle. *Es gibt Phasen in der Erkrankung, in denen die psychischen Belastungen und/oder Veränderungen sogar im Vordergrund stehen, in denen de facto „medizinisch" nur noch wenig oder nichts mehr „greift", in denen nur noch die psychische Seite des Krankheitsgeschehens von Bedeutung ist.*

5.3 Themen/Inhalte

In den langfristigen Therapie-/Betreuungs-gesprächen *stehen krankheitsbezogene Themen im engeren Sinn nicht (!) im Vordergrund.* Behandelt werden stattdessen Themen des *allgemeinen Lebenskontexts,* der *Beziehungen, familiäre/berufliche Schwierigkeiten* sowie *persönliche Probleme/Defizite* etc. Der Anteil der medizinischen Themen scheint zusammenzuhängen: (a) mit medizinischen Ereignissen und Eingriffen (z. B. Nachsorge, Arztbesuche, Symptome), (b) mit dem Krankheitsverlauf, (c) mit dem Schweregrad der Krankheit. Die Krebskrankheit löst (vermutlich stärker als das bei anderen – auch chronischen – Krankheiten der Fall ist), *existentielle Ängste* aus. Die Menschen befinden sich *dauerhaft in einem ambivalenten Gefühlszustand.* Die Krankheit bedeutet deshalb eine fundamentale Veränderung des *gesamten Lebens.*

Krebs provoziert also eine globale Auseinandersetzung mit dem Selbst und der sozialen Situation. Dies macht neben allen medizinischen Gesichtspunkten die Besonderheit dieser Krankheit aus.

Krankheitsverarbeitung ist deshalb auch vorrangig *psychische Bewälti- gung* einer grundlegend veränderten Lebenssituation und eines drohen- den Identitätsverlustes.

Fazit: Die Krebskrankheit muß als spezifische Krankheit begriffen wer- den. Ihre Verarbeitung beginnt mit der Diagnosestellung. Die Mehrzahl der Patienten kann nicht geheilt werden, die Krankheit kann jederzeit wie- der akut aufbrechen oder relativ schnell zum Tode führen. Da sich die Pa- tienten jedoch offenbar *nicht psychisch krank* fühlen, sondern sich eher in ihrer Gesamtsituation *psychisch* und sozial *bedroht* fühlen, haben sie ver- mutlich auch bezüglich ihrer psychischen Betreuung eine Einstellung, die wir mit einem Bedürfnis nach *„Reparatur" oder nach einem Sieg über die Bedrohung*, also nach Wiederherstellung des „*status quo ante*"auch im psy- chischen Bereich bezeichnen wollen (s.u.). Diese Einstellung folgt einer Vorstellung, die man als das *gegenwärtige medizinische „Heilungspara- digma"* bezeichnen kann.

5.4 Subjektive Krankheitstheorien

Alle Patienten haben eine im weiteren Sinn *psycho-somatische Krankheits- theorie,* die zudem über den gesamten Krankheitsverlauf weitgehend *stabil* zu bleiben scheint. Auch wenn wir aus der Studie selbst über Ver- läufe im Bereich der Selbsthilfegruppen nichts wissen, wird doch auch in dem Teil der Studie über Selbsthilfegruppen deutlich, welche immense Rolle auch dort psychosoziale Krankheitstheorien spielen. Das heißt aber, daß zumindest viele krebskranke Patienten einen inhaltlich *erweiterten Krankheitsbegriff* haben. Durch die Einbettung der Krankheitstheorien in die verschiedenen Biographien wird deutlich, daß die Patienten (a) ihre Erkrankung als *Veränderung ihrer gesamten Lebenssituation* erfahren, daß (b) die Krebserkrankung aus der Sicht der Patienten *keineswegs nur soma- tische Aspekte hat.* Diese Tatsache hat eine zentrale Funktion für die Deu- tung und Handlungsorientierung in bezug auf die Krankheit und die all- gemeine Lebenssituation. Auch wenn es natürlich patientenspezifische inhaltliche Ausfüllungen dieser Theorien gibt, spielt die „doppelte Ver- ursachung" der Krankheit durch Soma und Psyche (plus sozialer Umwelt) eine zentrale Rolle für die Erwartungen an die Angehörigen und Ärzte.

Fazit: Aus den psychosozialen Krankheitstheorien der Patienten folgt, daß offenbar viele Patienten *zunächst* (plausibel) vom Medizinbereich all- gemein mehr oder weniger explizit erwarten, daß *auch ihre psychische Si- tuation verbessert* oder zumindest auch *behandelt* wird. Aus den Erfahrungen der Behandlungen, die sich i.d.R. jedoch nur auf die medizinische Betreuung beziehen, geraten sie mit dieser Einstellung dann allerdings in unterschiedlichem Ausmaß in Konflikte, die sie sehr unterschiedlich lösen. Z.T. generalisieren sie ihre (so gewonnene) negative Einstellung auch auf die medizinische Behandlung, z.T. suchen sie sich für die somatischen und psychischen Bereiche unterschiedliche Ärzte (s. u.). *Die Kenntnis der subjektiven Krankheitstheorie ist für den Arzt wie für den betreuenden Psychologen zentral wichtig.* Sie steuert sowohl „compliance" im Sinne von Mitarbeit als auch das allgemeine Verhalten des Patienten in bezug auf seine Umwelt.

5.5 Arzt-Patienten-Beziehungen

5.5.1 Allgemeine Erwartungen an den Arzt

Bemerkenswert ist zunächst, daß die Erwartungen an den Arzt durch inhaltliche Sollwerte umschrieben werden wie *Zuverlässigkeit, Gewißheit, Achtung.* Darüber hinaus werden jedoch viele Beispiele genannt, die eine Verletzung/Nichtbeachtung ganz „normaler" zwischenmenschlicher Erwartungen enthalten, die sich also keineswegs auf eine Enttäuschung einer „psychologischen Behandlungserwartung" durch den Arzt beziehen.

Auch aus der Selbsthilfestudie wird deutlich, daß nicht primär die Ärzte, sondern die *Mitbetroffenen auch für medizinische Fragen (!)* konsultiert werden. Hier gibt es zudem Hinweise auf ein wahrgenommenes Machtgefälle vom Arzt zum Patienten, das eine soziale Distanz schafft.

Fazit: Der Arzt sollte zunächst sehr wohl über „*psychologische Basiskompetenzen*" verfügen, die ganz grundsätzlich darin bestehen, dem Patienten als *Subjekt Achtung entgegenzubringen,* und die vor allem die Bereiche betreffen, das *Vertrauen der Patienten in die Behandlung herzustellen* oder zu fördern, *verständlich und einfühlsam Informationen zu empfangen und weiterzugeben,* und über den *Krankheitsverlauf für die Patienten zuverlässig „da zu sein".* Diese Forderung erscheint selbstverständlich, sie ist es aber insofern nicht, als die ärztliche Tätigkeit von ihrer inneren Struktur her geradezu dazu verpflichtet, den Patienten zunächst als „Objekt" zu sehen.

5.5.2 Spezielle Erwartungen an den Arzt

Zu Beginn der Krankheit erwarteten die untersuchten Patienten (a) wegen der psychosozialen, subjektiven Krankheitstheorien (s. o.), und

(b) weil durch die Krebserkrankung die *gesamte Person* (und nicht nur ein Organ) betroffen ist (s. o.), vom Arzt sehr wohl eine somatische *und* eine psychische Betreuung. Da sie sich aber offenbar nicht psychisch krank fühlen, sondern sich eher in ihrer *Gesamtsituation psychisch und sozial als bedroht empfinden,* haben sie auch bezüglich ihrer psychischen Betreuung vermutlich eher die Einstellung, die wir mit einem Bedürfnis nach „Reparatur" oder „Sieg über die Krankheit" umschrieben haben. Sie erwarten also auch, daß ihre Psyche wiederhergestellt wird, in den „*status quo ante*" (s. o.) zurückverwandelt wird.

Diese Einstellung zur Bearbeitung der psychosozialen Probleme änderte sich aber über den Therapiezeitraum. Sie wurde gemeinsam mit dem Psychologen erarbeitet und betraf die gesamte Person.

Darüber hinaus läßt sich ganz allgemein feststellen, daß *die Ärzte bei den Patienten, denen es im Verlauf der Betreuung immer besser ging, eine zunehmend geringere Rolle gespielt haben.* Bei den Patienten mit der schlechteren Prognose kann man jedoch generell eine Verschärfung der Beziehung zwischen Arzt und Patient über den Krankheitsverlauf hin beobachten.

Fazit: In der Regel sind beide, der Arzt wie zu Beginn auch der Patient, im „*Heilungs- oder Kampfparadigma*" verhaftet (s. o.). Gerade bei der Krebskrankheit ist dieses aber für beide nicht nur dysfunktional, sondern vor allem in der Praxis gar nicht einlösbar. Dies zu überwinden ist daher im Interesse der Ärzte wie der Patienten.

In diesem Paradigma befindet sich der *Arzt* in der schwierigen Situation, daß er nicht so viele Patienten heilen kann, wie er sich wünscht, er wird dadurch geradezu zum Vertreter der „Unheilkunde". Zudem muß er oft Therapien durchführen, deren Belastung er zwar kennt und die er dem Patienten dennoch zumuten muß, ohne daß er sicher sein kann, mit welcher Wahrscheinlichkeit diese Anwendungen/Eingriffe tatsächlich zum Erfolg führen. Diese Situation wird dann zum Dilemma, wenn er gleichzeitig objektiv Behandelnder und emotionaler Ansprechpartner der Patienten sein soll.

Da auch der *Patient* vom Arzt primär Heilung erwartet, wird dann, wenn diese nicht erkennbar eintritt, nicht die Krankheit Krebs mit ihren individuellen Verläufen dafür verantwortlich gemacht, sondern der Arzt, der die Therapie nicht optimal zur Heilung eingesetzt haben soll. Diese Situation enthält also ein *faktisch unlösbares Sachproblem.* Die Enttäuschungen, die damit bei Ärzten *und* Patienten entstehen, verlagern dann mit großer Wahrscheinlichkeit das *medizinische Sachproblem* auf einen *zwischenmenschlichen Beziehungskonflikt.* Sie führen z. B. zu gegenseitigen Schuldzuweisungen (mangelnde Compliance seitens des Patienten, mangelndes Interesse am oder eine zu unpersönliche Beziehung zum Patienten seitens des Arztes bzw. ein Absprechung der Kompetenz).

Bei den analysierten Patienten änderte sich diese Erwartung an den Arzt während der Gespräche dahingehend, daß sie beim Arzt vor allem die fachliche Kompetenz und eine allgemeine menschliche Orientierung (Achtung) suchten (s. o.), nicht jedoch spezifische psychologisch-therapeutische Aktivitäten wie Zuwendung und Tröstung oder sogar Zuneigung.

5.6 *Die psychosoziale Betreuung des Patienten und ihre Ziele*

Die Tatsache, daß entgegen der Erwartung, nicht unmittelbar krankheitsbezogene Themen am ausgeprägtesten behandelt wurden, sondern die Beziehung der Patienten zu ihrer gesamten Lebenswelt, spiegelt sich auch darin wider, daß die *Reflexionen über das Selbst bei allen* Patienten mit Abstand an erster Stelle stehen. Andere Inhalte wie beispielsweise: Nachdenken über soziale Umwelt, Hilfe durch andere in Anspruch nehmen, Reflexion der Krankheitssituation, Aktivitäten nachgehen etc. nehmen bei den verschiedenen Patienten ganz unterschiedliche Rangplätze ein.

Auch hat sich die Ausgangsthese des Projektes bestätigt, *daß das Thema Krankheit nicht nur negativ, als Bedrohung, als Barriere behandelt, sondern auch positiv erlebt wird,* auch wenn die Patienten sich diese Tatsache vor der Erkrankung nicht haben vorstellen können. Sie sehen positive Veränderungen in den bewußtseinserweiternden Aspekten der Krankheit und betonen zusätzlich die Bedeutung der psychosozialen Betreuung für diesen Prozeß.

Besonders die Ergebnisse, die sich explizit auf eine Analyse der *Identitätsveränderung* während der Krankheit beziehen, zeigen, daß diese Identitätsarbeit nicht nur wichtig ist, sondern sehr verschieden verlaufen kann: Sie kann zu einer *Stabilisierung* der Identitätsstrukturen, zu *Regressionen auf einen „forcierten Egoismus"* oder zu einer *echten Identitätsentwicklung* im Sinne einer *Autonomiegewinnung* führen, die eigene wie fremde Interessen und Bedürfnisse berücksichtigt. Interessant ist allerdings, daß die „weniger reife" Form der „Selbstverwirklichung" (forcierter Egoismus) keineswegs maladaptiv zu sein braucht, sofern die soziale Umwelt diese Art der Konfliktlösung „gestattet" oder „aushält".

Fazit: Offenbar erwarten die Patienten vom Psychologen zunächst eine Erleichterung der Situation, mehr Kontrolle über ihre Lebenssituation und die Reduktion ihrer Angst. Ebenso besteht in den Selbsthilfegruppen ein wesentliches Ziel in emotionaler Unterstützung. Diese Einstellung ändert sich aber über den Therapiezeitraum (aus den Selbsthilfegruppen wissen wir über den Verlauf solcher Erwartungen nichts). Im Bereich der Einzeltherapien wird diese Einstellung jedoch zusammen mit dem Psychologen geändert, und sie betrifft die gesamte Person. Es zeigt sich in den Gesprächen, daß das *Ziel dieser Betreuung nicht die „Heilung" sein kann,* sondern daß sich die Inhalte auf eine *gemeinsame Konstruktion von Sinn* beziehen, daß die *Krankheit vom Patienten in sein Leben integriert* werden muß. Dieses Verständnis der Krebskrankheit zeigt sich in ihrer Bedeutung für den Patienten natürlich nur bei der intensiven und langfristigen Betreuung, wie sie im Modell Moabit durchgeführt werden kann.

Die Krankheit wird – über die körperlichen Aspekte hinaus – als *Erkrankung des Selbst* verstanden. *Der Erfolg der psychosozialen Betreuung läßt sich deshalb nicht auf eine Bewältigung/Nichtbewältigung der Krankheit selbst reduzieren, oder gar nur auf eine „Reparatur" der psychischen Auswirkungen der Krankheit* (Herstellen einer psychischen Situation vor der Krankheit), sondern er muß gleichermaßen *eine gelungene Neubestimmung der Identität mit einbeziehen, in die auch die Krankheit integriert werden muß.* Das betrifft keinesfalls nur die Patienten, die die Krebskrankheit überleben, sondern auch oder ganz besonders die Patienten, die längere Zeit mit der Krankheit leben (müssen), um dann doch an ihr zu sterben. Hier ist *die Integration der Krankheit in die Identitätsstruktur geradezu Voraussetzung für eine psychische Lebensqualität* in der verbleibenden Lebensspanne. An diesem Ergebnis zeigt sich auch der Vorteil einer *entwicklungspsychologischen Perspektive.* Erst diese erlaubt ja, „weniger reife" von „reiferen" Formen der Selbstverwirklichung zu unterscheiden.

5.7 Das soziale Umfeld des Patienten

An verschiedenen Stellen der Auswertung (Themen, Sollwerte, Ereignisquellen) zeigte sich neben dem starken Identitätsbezug der Krankheit die wichtige Rolle und Bedeutung der sozialen Bezugspersonen (Ehepartner, Freunde, Konfidanten), und zwar nicht nur im Sinne der *Unterstützung,* sondern auch im Sinne der *Balance zwischen Autonomie und Bindung/ Geborgenheit/Intimität.* Bei allen Dyaden zeigte sich insbesondere die *starke*

Bezogenheit der Patientinnen/des Patienten auf den Partner. Selbst bei guten Beziehungen zur übrigen Familie oder zu außerfamiliären Freunden bleibt bei den analysierten Patieninnen/Patienten der *Partner die wichtigste Bezugsperson.*

Bei der Angehörigenbefragung reagieren die *von Krebs Betroffenen* allerdings eher *optimistischer, positiver* und *kämpferischer* als die *Partner* der Kranken, die mehr *Ängste* und *ambivalente Gefühle* artikulieren. Darüber hinaus reagieren die Patienten auf alle Fragen, die sie selbst, den Partner und die Krankheit betreffen „psychologischer". Das mag einerseits mit der psychotherapeutischen Betreuung zusammenhängen, andererseits gibt es ein Bedürfnis der Patienten, *ihre subjektiven Krankheitstheorien dort zu* „konstruieren", *wo für sie selbst Veränderungspotentiale* liegen. Die Bezugspersonen realisieren, daß sich ihr Leben durch die Krankheit ihres Partners ebenfalls *extrem* – und zwar *zum Negativen hin* – *verändert, ohne daß sie den bei den Patienten z. T. eintretenden „Krankheitsgewinn" im psychischen Bereich* (s. intrapsychische „Hin-Reflexionen") *nachvollziehen, geschweige denn an sich selbst erfahren können.* So sind beispielsweise Angst, Depressionen und generelle Hoffnungslosigkeit bei den Partnern zeitweilig stärker ausgeprägt als bei den Patienten. Zudem ist bei ihnen das Gefühl einer allgemeinen Insuffizienz zu beobachten, d.h. die ständigen Zweifel, genug und das Richtige für den von Krebs betroffenen Partner zu tun. So wird z. B. die Frage an den Patienten, ob die Krankheit Krebs ihm auch etwas Positives gebracht habe, von den Patienten ohne Einschränkung bejaht, aber von den Partnern ohne Einschränkung verneint.

Diese Situation wird noch dadurch verschärft, daß d*ie Patienten diese Belastung, der die Angehörigen ausgesetzt sind, ihrerseits sehr wohl bemerken,* was im Grunde zu einer *zusätzlichen Belastung* beiträgt. Dieses Ergebnis zeigt sich auch in der Befragung der Mitglieder der *Selbsthilfegruppen* – *diese werden regelrecht als Schonung für die gesunden Partner angesehen,* Mitteilungen über die Krankheit an Mitbetroffene führen weniger zu den Belastungen, die der Kranke beim („gesunden") Partner vermutet.

Fazit: Diese Ergebnistrends sind vermutlich zu erklären mit dem Handlungs- und Adaptationszwang der Erkrankten, währenddessen die Partner eher passiv sind und – ihrerseits in ihren Interessen und Lebensgrundlagen bedroht –, weniger agieren als reagieren. Krebspatienten versuchen auch, es ihrer Umgebung leicht zu machen mit ihrer Erkrankung umzugehen – u. a. aus Angst vor Ausgrenzung und Isolation. Sie haben oft das Gefühl, dann besser akzeptiert zu werden, wenn sie möglichst keine Probleme machen.

6. Zehn Konsequenzen für die Praxis

Abschließend wollen wir aus den skizzierten Ergebnissen grundsätzliche *Konsequenzen für die Praxis ableiten.* Dies geschieht aus der „Vogelperspektive", d.h. wir verzichten hier sowohl auf Details als auch auf genaue Verweise. Die Konsequenzen werden hier nur als Vorschläge gemacht oder als Forderungen aufgestellt, sie werden nicht weiter ausgearbeitet. Das war und ist nicht Aufgabe des Projektes, sondern müßte unterschiedlichen Folgearbeiten übertragen werden (z. B. Entwurf konkreter Modelle durch Expertendiskussionen). Die Konsequenzen selbst liegen nicht auf der gleichen Ebene, sondern sie sind z.T. hierarchisch voneinander abhängig, zudem sind sie unterschiedlich gewichtig und/oder umfangreich.

(1) Die psychologische Betreuung muß in der derzeitigen Situation *aktiv* an die Krebspatienten herangetragen werden. Der durchschnittliche Patient kennt weder die Möglichkeiten, noch die Bedeutung dieser Betreuung, ehe er sie nicht an sich selbst erfahren hat. *Einfache Bedarfsanalysen* psychosozialer Betreuung im Bereich der Onkologie, die über das *Nachfrageverhalten der Patienten* erstellt werden, ergeben ein falsches Bild.

(2) Auch die *psychosoziale Betreuung muß bereits bei der Diagnose beginnen.* Diese erste kankheitsbedingte Krise muß zur Krankheitsbewältigung „genutzt" werden. Die Primärtherapie ist die Weichenstellung für die weitere Krankheitsverarbeitung, eine Betreuung erst nach der ambulanten Behandlung wird als Zeitverlust erlebt. Psychosoziale Betreuung muß (a) langfristig durchgeführt werden, (b) *weitergefaßt werden als ausschließlich krankheitsbezogene Intervention* (s. u.).

(3) Es sollte mindestens die Einführung eines *psychosozialen Anamnesebogens* und einer weitergehenden psycho-sozialen Verlaufsbeobachtung während der Erkrankung hergestellt werden. Dies wäre eine Aufgabe des Onkopsychologen. Eine solche „standardisierte" Verlaufskontrolle einiger wichtiger psychologischer Daten könnte auch zu großflächigen statistischen Analysen verwendet werden, die als Grundlage für eine Verbesserung der psychosozialen Betreuung von Krebspatienten dienen könnten.

(4) *Eine professionelle psychosoziale Behandlung/Betreuung der Patienten sollte absolut gleichrangig (!) neben der medizinischen Behandlung gesehen werden.*

Da die genannten Konflikte in den Erwartungen an den Arzt im Verlauf der psychosozialen Betreuungsgespräche verschwinden, die psychologische Betreuung also im Grunde genau diese Konfliktsituation entschärft, indem sie nämlich den Teil der Erwartungen erfüllt, den der Medizinbereich nicht erfüllen kann, zeigt sich an dieser Stelle die Notwendigkeit dieser Betreuung besonders deutlich. *Es deutet sich aber auch eine klare Arbeitsteilung zwischen Ärzten und Onkopsychologen in der Arbeit mit dem Krebspatienten an.*

Zudem muß der *strukturelle Widerspruch zwischen körperorientiertem und beziehungsorientiertem Handeln,* der insbesondere bei der Krebserkrankung wegen ihrer identitätsbedrohenden Auswirkungen besonders scharf existiert, durch *eine kooperative Aufteilung dieser beiden Bereiche* (Handlungen) *aufgelöst werden:* Die beiden wichtigen Funktionen der somatischen und psychischen Betreuung können also im Bereich der Onkologie nicht in einer Hand liegen. *Sie sind jedoch beide unverzichtbar.* Es bietet sich deshalb an, beide Funktionen *verschiedenen Personenkreisen* zuzuweisen, also auf den onkologischen Stationen Teams aus Ärzten und Psychologen (oder einem *ausschließlich* psychologisch tätigen Arzt) zu bilden, die gemeinsam und gleichberechtigt die Patienten betreuen.

Diese Aufteilung würde es dem *Arzt* erleichtern, invasive Therapien oder schmerzhafte Eingriffe am Patienten durchzuführen und *verhindern, daß Therapiemißerfolge unmittelbar zu vertrauensreduzierenden persönlichen Verwerfungen führen.* Der *Psychologe* könnte sich dagegen *ausschließlich der psychischen Krankheitsverarbeitung* widmen, und er könnte allgemein dem Patienten als „Klagemauer" dienen. Auch kritische Äußerungen des Patienten über die Behandlung oder über behandelnde Ärzte könnten von ihm mit dem Patienten so verarbeitet werden, daß davon die medizinische Behandlung nicht grundlegend gestört wird.

(5) *Die Tätigkeit des Psychologen kann im Bereich der Onkologie deshalb auf keinen Fall auf eine Multiplikatorenrolle reduziert werden,* wie das heute in einigen Bereichen der Onkologie angestrebt wird. Psychologische Betreuung von Ärzten und Schwestern zur Bewältigung/Reduktion stationsinterner Probleme etc. gehört zwar auch zum Aufgabenbereich des Onkopsychologen, kann aber niemals die intensive Betreuung der Patienten selbst ersetzen.

(6) Ein *Aufgabenbereich des Onkopsychologen* sollte es auch sein, dem medizinischen Personal immer wieder zu einer Balance zwischen einer objektivierenden Sicht auf *die Krankheit* und zu einer menschlich warmen Einstellung zu *den Kranken* zu verhelfen. Hier müssen *Kooperationsformen* zwischen Arzt und Psychologen gefunden werden, *die unmittelbar, situations- und fallbezogen einzelne Probleme des Umgangs mit Patienten zu bearbeiten gestatten.* Institutionalisierte Formen der Fortbildung sind sicher nötig, sie müssen jedoch, da sie weitgehend im Allgemeinen und Abstrakten verbleiben müssen, *dringend durch solche Formen des unmittelbaren „feedbacks" ergänzt werden.*

(7) Es muß dringend ein *Organisationsmodell für die somatopsychische Kooperation auf onkologischen Stationen/Abteilungen erarbeitet werden.* Das Modell muß sowohl die Kooperation als auch die *Autonomie* der beteiligten *Ärzte* und *Onkopsychologen* sicherstellen. Eine Verantwortungshierarchie zwischen Ärzten und Onkopsychologen oder eine einseitige Weisungsbefugnis der Ärzte wird der notwendigen Aufgabenteilung zwischen diesen Berufsgruppen und damit den Interessen der Patienten nicht gerecht.

(8) Die onkopsychologische Arbeit mit den Patienten kann nicht dem „Heilungsparadigma" der Medizin folgen, das wir auch das „*Reparatur- oder Kampfmodell*" nennen, da dieses auf der Vorstellung aufbaut, ein funktionales System (der Organismus) sei durch die Krankheit irgendwie gestört, und man könne diese Störung durch eine Reparatur beseitigen oder eine Störung „besiegen" und damit den „*status quo ante*"(s. o.) wiederherstellen. Inwieweit die Medizin von diesem Modell abrücken sollte oder es modifizieren muß, ist hier nicht zu thematisieren. *Für die Onkopsychologie jedenfalls ist das Modell vermutlich nicht haltbar,* es sollte durch eine Vorstellung ersetzt werden, die wir das „*Konstruktions- und Integrationsmodell*" nennen, und das im wesentlichen in einer *gemeinsamen Konstruktion von Sinn durch den Patienten und den Therapeuten und Integration der Krankheit in den Alltag des Patienten besteht.*

(9) Unsere Ergebnisse legen nahe, daß für die *Ausbildung* zum Onkopsychologen eine klinische Ausbildung keineswegs ausreicht, möglicherweise nicht einmal im Vordergrund stehen sollte. *Die Krebspa-*

tienten sind nicht „psychisch krank", sondern müssen in einer psychischen Extremsituation leben. Diese gemeinsam zu bearbeiten, setzt seitens des Onkopsychologen vor allem Kenntnisse im Bereich der *„Life-span"- Entwicklungspsychologie* voraus, sowie Kenntnis der Theorien und Ergebnisse der Forschung zu Lebenskrisen, wie vor allem der *Selbst- und Identitätsentwicklung.*

(10) Die besondere Bedeutung der sozialen Partner einerseits, aber auch die Probleme, die diese durch die Krebskrankheit ihrer Angehörigen (Lebenspartner) bekommen, sowie die dadurch auftretenden Beziehungsstörungen, die wiederum auf den Krankheitsprozeß zurückwirken, *erfordern dringend eine Ausdehnung der psychosozialen Betreuung auf die Angehörigen. Die Einrichtung und Durchführung familienunterstützender psychosozialer Maßnahmen für an Krebs Erkrankte ist deshalb unbedingt erforderlich.* Diese muß kontinuierlich und parallel zur Patientenbetreuung stattfinden.

Ähnlich wie im Fall der Individualbetreuung der Patienten ist jedoch auch im Bereich des sozialen Umfeldes nicht nur an familientherapeutische Maßnahmen im klassischen Sinn zu denken, da die Beziehungsprobleme zunächst nicht ursächlich für Schwierigkeiten in der Verarbeitung der Krankheit durch Angehörige zu sehen sind. Auch hier gelten die Konsequenzen, die für die Individualbetreuung angedeutet wurden (Kenntnis von Lebenskrisen und deren Verarbeitung).

Literatur

Badura B (Hrsg) (1981) Soziale Unterstützung und chronische Krankheit. Zum Stand sozialepidemiologischer Forschung. Suhrkamp, Frankfurt aM

Becker H (1984) Die Bedeutung der subjektiven Krankheitstheorie des Patienten für die Arzt-Patient-Beziehung. Psychother Med Psychol 34: 313–321

Bettingen J, Eckensberger LH, Gaul G, Krewer B, Madert K, Prowald M (1993) Handbuch zur Auswertung von verschrifteten Therapie-/Beratungsgesprächen. Unveröffentlichter Teil III des Abschlußberichtes an das BMFT über das Projekt „Affektive und kognitive Verarbeitung des Krankheitsgeschehens krebskranker Patienten". Universität des Saarlandes, Saarbrücken

Beutel M, Muthny FA (1988) Konzeptualisierung und klinische Erfassung von Krankheitsbewältigung – Hintergrundtheorien, Methodenprobleme und künftige Möglichkeiten. Psychother Med Psychol 38: 19–27

Boesch EE (1976) Psychopathologie des Alltags. Hans Huber, Frankfurt aM

Boesch EE (1991) Symbolic action theory and cultural psychology. Springer, Berlin Heidelberg New York Tokyo

Dornheim J (1983) Kranksein im dörflichen Alltag. Soziokulturelle Aspekte des Umgangs mit Krebs. Tübinger Vereinigung für Volkskunde eV

Eckensberger LH (1979) A metamethodological evaluation of psychological theories from a cross-cultural perspective. In: Eckensberger LH, Lonner WJ, Poortinga YH (eds) Cross-cultural contributions to psychology. Swets and Zeitlinger, Amsterdam, pp 255–275 [deutsch in: Lantermann ED (Hrsg) (1982) Wechselwirkungen. Psychologische Analysen der Mensch-Umwelt-Beziehung. Hogrefe, Göttingen, S 9–28]

Eckensberger LH (1989) Zur Rolle des moralischen Urteils im Aggressions- und Aggressionshemmungsmotiv: Eine Diskussion der Kornadtschen Zweikomponententheorie der Aggression aus der Sicht der kognitiven Entwicklungspsychologie. Psychologische Beiträge 30: 373–414

Eckensberger LH (1990) On the necessity of the culture concept in psychology: a view from cross-cultural psychology. In: van de Vijver FJR, Hutschemaekers GJM (eds) The investigation of culture. Current issues in cultural psychology. Tilburg University Press, Tilburg, pp 153–183

Eckensberger LH (1992) Agency, action and culture: three basic concepts for psychology in general and cross-cultural psychology in specific. In: Bhawuk, Parimal (eds) Proceedings of the 3rd Regional Asian Conference of the IACCP, Kathmandu, January 2–7 (in press)

Eckensberger LH (1993) Zur Beziehung zwischen den Kategorien des Glaubens und der Religion in der Psychologie. In: Gramkrelidze TV (Hrsg) Brücken. Festgabe für Gert Hummel zum 60. Geburtstag. Universitätsverlag, Konstanz

Eckensberger LH, Emminghaus WB (1982) Moralisches Urteil und Aggression: Zur Systematisierung und Präzisierung des Aggressionskonzeptes sowie einiger empirischer Befunde. In: Hilke R, Kempf W (Hrsg) Aggression. Naturwissenschaftliche und kulturwissenschaftliche Perspektiven der Aggressionsforschung. Huber, Bern, S 208–280

Eckensberger LH, Kreibich-Fischer R (1993) Affektive und kognitive Verarbeitung des Krankheitsgeschehens krebskranker Patienten. Unveröffentlichter Abschlußbericht an das BMFT, Teil I. Universität des Saarlandes, Saarbrücken

Eckensberger LH, Kreibich-Fischer R, Gaul G, Schnurre M (1990) Affektive und kognitive Verarbeitung des Krankheitsgeschehens krebskranker Patienten. In: Koch U, Potreck-Rose F (Hrsg) Krebsrehabilitation und Psychoonkologie. Springer, Berlin Heidelberg New York Tokyo, S 157–174

Eckensberger LH, Kreibich-Fischer R, Gaul G, Bettingen J, Madert K, Prowald M (1993) Affektive und kognitive Verarbeitung des Krankheitsgeschehens krebskranker Patienten: Detailergebnisse von fünf Einzelfällen. Teil II des unveröffentlichten Abschlußberichts an das BMFT. Universität des Saarlandes, Saarbrücken

Faller H (1990) Subjektive Krankheitstheorie, Coping und Abwehr – Konzeptuelle Überlegungen und empirische Befunde. In: Muthny FA (Hrsg) Krankheitsverarbeitung. Springer, Berlin Heidelberg New York Tokyo, S 131–142

Filipp S-H (1981) Ein allgemeines Modell für die Analyse kritischer Lebensereignisse. In: Filipp S-H (Hrsg) Kritische Lebensereignisse. Urban & Schwarzenberg, München, S 3–53

Filipp S-H (1990) Bewältigung schwerer körperlicher Erkrankungen: Möglichkeiten der theoretischen Rekonstruktion und Konzeptualitsierung. In: Muthny FA (Hrsg) Krankheitsverarbeitung. Hintergrundtheorien, klinische Erfassung und empirische Ergebnisse. Springer, Berlin Heidelberg New York Tokyo, S 24–40

Filipp, S-H, Freudenberg E, Aymanns P, Ferring D, Klauer T (1990) Elemente subjektiver Krankheitstheorien: ihre Bedeutung für die Krankheitsbewältigung, soziale Interaktion und Rehabilitation von Krebskranken. In: Koch U, Potreck-Rose F

(Hrsg) Krebsrehabilitation und Psychoonkologie. Springer, Berlin Heidelberg New York Tokyo, S 147–156

Fowler JW (1991) Stufen des Glaubens. Mohn, Gütersloh [ursprünglich (1981) Stages of faith. Harper & Row, New York]

Gerdes K (1986) Der Sturz aus der normalen Wirklichkeit und die Suche nach Sinn. In: Schmidt W (Hrsg) Jenseits der Normalität. Leben mit Krebs. Kaiser, München

Glaser B (1978) Theoretical sensitivity. Sociology Press, Mill Valery, Cal

Glaser B, Strauss A (1967) The discovery of grounded theory. Adline, Chicago

Groß J (1993) Bericht über eine Studie zu Selbsthilfegruppen. Teil IV des unveröffentlichten Abschlußberichts des Projektes „Affektive und kognitive Verarbeitung des Krankheitsgeschehens krebskranker Patienten" an das BMFT. Universität des Saarlandes, Saarbrücken

Habermas J (1982) Theorie des kommunikativen Handelns, Bd I, II. Suhrkamp, Frankfurt aM

Heim E, Augustiny K-F, Blaser A, Kühne D, Rothenbühler M, Schaffner L, Valach L (1990) Stabilität und Variabilität von Copingstrukturen über die Zeit. In: Muthny FA (Hrsg) Krankheitsverarbeitung: Hintergrundtheorien, klinische Erfassung und empirische Ergebnisse. Springer, Berlin Heidelberg New York Tokyo, S 88–106

Herschbach P (1989) Psychoonkologische Forschung – Was hat sie für den Umgang mit Krebskranken gebracht? In: Verres R, Hasenbring M (Hrsg) Jahrbuch der medizinischen Psychologie, Teilband 3. Psychosoziale Onkologie. Springer, Berlin Heidelberg New York Tokyo, S 265–274

Hoffman ML (1984) Interaction of affect and cognition in empathy. In: Izard CE, Kagan J, Zajonc RB (eds) Emotions, cognition and behavior. Cambridge University Press, Cambridge, pp 103–131

Hünry C, Adler R (1981) Psychoonkologische Forschung. In: Meerwein F (Hrsg) Einführung in die Psychoonkologie. Huber, Bern, S 13–63

Kegan R (1982) The evolving self: problem and process in human development. Harvard University Press, Cambridge

Kohlberg L, LeVine C, Hewer A (1983) Moral stages: the current formulation of Kolberg's theory and a response to critics. Karger, Basel

Kreibich-Fischer R (1993) Krebsbewältigung – Neubestimmung des Verhältnisses von Patienten und Ärzten in der Onkologie und die Rolle der Psychoonkologie. Dissertation, FU Berlin

Lewis M, Sullivan MW, Stanger C, Weiss M (1989) Self development and self-conscious emotions. Child Dev 60: 146–156

Meerwein F (1981) Einführung in die Psychoonkologie. Huber, Bern

Muthny FA, Koch U, Haag G, Stegie R (1990) Krankheitsverarbeitung und Möglichkeiten psychosozialer Hilfen bei verschiedenen Gruppen erwachsener Krebspatienten. Forschungsprojekt im Förderschwerpunkt „Rehabilitation von Krebskranken" des BMFT. In: Koch U, Potreck-Rose F (Hrsg) Krebsrehabilitation und Psychoonkologie. Springer, Berlin Heidelberg New York Tokyo, S 175–192

Oser F, Gmünder P (1984) Der Mensch. Stufen seiner religiösen Entwicklung. Benziger, Zürich

Piaget J (1970) Piagets theory. In: Mussen PH (eds) Charmichael's handbook of child psychology, vol I. Wiley, New York, pp 703–732

Reese HW, Overton WF (1970) Models of development and theories of development. In: Goulet LR, Baltes PB (eds) Life-span developmental psychology: research and theory. Academic Press, New York

Riegel K (1980) Foundations of dialectical psychology. Ruth Riegel, Ann Arbor

Schröder A (1986) Psychische Reaktionen und Bewältigung nach Brustkrebs. Institut für Psychologie, Universität Erlangen-Nürnberg. Vortrag, gehalten auf dem 35. Kongreß der Deutschen Gesellschaft für Psychologie, Heidelberg

Schumacher A (1989) Sinnfindung bei brustkrebserkrankten Frauen. In: Verres R, Hasenbring M (Hrsg) Jahrbuch der medizinischen Psychologie, Teilband 3. Psychosoziale Onkologie. Springer, Berlin Heidelberg New York Tokyo, S 128–135

Schwartz L (1951) Die Neurosen und die dynamische Psychologie von Pierre Janet. Benno Schwabe, Basel

Smith CA, Lazarus RS (1989) Emotion and adaptation (Vorabdruck). Draft für Pervin LA (eds) Handbook of personality. Theory and research. Guilford, New York

Sontag S (1981) Krankheit als Metapher. Fischer, Frankfurt aM

Ulich D (1987) Krise und Entwicklung. Urban & Schwarzenberg, München

Ulich D, Kapfhammer HP (1991) Sozialisation und Emotionen. In: Hurrelmann K, Ulich D (Hrsg) Neues Handbuch der Sozialisationsforschung. Beltz, Weinheim

Valsiner J (1989) Human development and culture. Lexington Books, Toronto

Verres R (1991) Die Kunst zu leben. Krebsrisiko und Psyche. Piper, München

Von Kerekjarto M, Schulz K-H, Kramer C, Fittschen B, Schug S (1989) Grundlegende Aspekte zum Konzept der Lebensqualität. In: Verres R, Hasenbring M (Hrsg) Jahrbuch der medizinischen Psychologie, Teilband 3. Psychosoziale Onkologie. Springer, Berlin Heidelberg New York Tokyo, S 18–29

Von Wright GH (1971) Explanation and understanding. Cornell University Press [deutsch (1991) Erklären und Verstehen. Hain, Frankfurt aM]

Weiner B (1982) The emotional consequences of causal ascriptions. In: Clarke MS, Fiske ST (eds) Affect and cognition. Erlbaum, Hillsdale, pp 185–109

Weisman AD (1979) Coping with cancer. Mc Graw Hill, New York

Ziegler G (1983) Psychosomatische Aspekte der Onkologie. Enke, Stuttgart

Ziegler G, Jäger RS, Schüle J (1990) Krankheitsverarbeitung bei Tumorpatienten, 2. Aufl. Enke, Stuttgart

Krankheit und Todesverdrängung im Lebenslauf Funktionen medizinischer Intervention für die Phasierung des Lebens

D. Lenzen

„Der Mensch soll um der Güte und Liebe willen dem Tode keine Herrschaft einräumen über seine Gedanken." - Dieser Satz Castorps in Thomas Manns „Zauberberg" weist auf ein Phantasma der Moderne und mit ihm in die Mitte meines Vortragsthemas. Ich möchte darin zeigen, wie in der Moderne die zyklische Lebenslaufvorstellung einer linearen gewichen ist, und welche Folgen dieses für den Umgang des modernen Menschen mit der Tatsache seines eigenen Todes gehabt hat. Ich möchte skizzieren, daß der Fortfall von wichtigen Übergangsriten, die ehedem den Lebenslauf phasierten, Orientierungsdefizite aufgeworfen hat, die die Menschen heute oftmals selbst zu füllen versuchen.

In diesem Zusammenhang möchte ich die Frage aufwerfen, welche im übertragenen Sinne priesterlichen Funktionen ärztliche Tätigkeit bei der Phasierung des Lebenslaufs haben könnte und hoffe, damit eine vielleicht gewagte Hypothese über die Lebensnotwendigkeit lebensbedrohender Krankheiten wie den Krebs formulieren zu können (vgl. zu den theoretischen Grundlagen Lenzen 1985, 1991).

Das moderne Phantasma des ewigen Lebens besteht darin zu glauben, irgendwann, vielleicht schon morgen, möchte es, mit Hilfe einer nur ordentlich ausgeführten Medizin, möglich sein, die Endlichkeit unserer Existenz zu überwinden. Irgendwie hoffen wir unausgesprochen, daß der Tag dieser Entwicklung nicht weit ist und im Vorgriff auf sie befassen wir uns vorsichtshalber mit dem Tode nicht. Und wenn wir uns mit ihm befassen, ist es immer der Tod der anderen, nur nicht der unsere. Dieser Habitus ist kaum 200 Jahre alt. Er hat sich seit dem Umbruch der Aufklärung durchgesetzt, akkumuliert besonders in den Jahren seit dem Zeitalter der großen Industrie, also seit dem ausgehenden 19. Jahrhundert. Er wird auch heute durchaus nicht überall geteilt.

Wir können zwischen ländlichen und städtischen Regionen unterscheiden, vielleicht auch zwischen Männern und Frauen, vor allem aber: Die Todesverdrängung ist eine Begleiterscheinung eines Prozesses, in dem eine gemeinsame orientierende Weltanschauung verlorengegangen ist, die sich in ihrem Zentrum aus der Todesthematik definierte. Der Gott der Christen, sein Sohn starb, wie man sagte, damit alle leben können.

Sterben, um leben zu können, dieses Leitmotiv, ist aber keineswegs auf den abendländisch christlichen Raum beschränkt. In ihm findet sich eine Umgangsform mit der Todestatsache, wie wir sie auch in sogenannten segmentären Gesellschaften finden, also in Kulturen, die nicht durch eine zentrale Herrschaftsstruktur gekennzeichnet sind. In zahlreichen Mythen, den sogenannten Ursprungsmythen, wird nämlich der Tod gar nicht als das dem Leben konträr Gegenüberstehende gedacht, sondern als eine Phrase des Lebens. Die Christen sprechen bekanntlich vom ewigen Leben, woanders ist der Gedanke verbreitet, daß die Zeit, in der der körperliche Phänotyp seine Existenz verloren hat, nur eine Phrase ist, auf die eine Reinkarnation oder eine Wiedergeburt folgt. Diese Vorstellungen stellen zwar keine anthropologischen Universalien dar, sie sind aber dennoch so sehr verbreitet, daß man von Nahezu-Konstanten sprechen kann. Diese Generalvorstellung impliziert, oder für den Raum des industrialisierten Westens müssen wir sagen, implizierte den Gedanken, daß das Leben eines menschlichen Individuums keine Strecke, sondern ein Kreis sei.

Vergleicht man nämlich den typischen Lebenslauf eines Menschen der traditionellen Gesellschaft noch des 19. Jahrhunderts mit demjenigen eines Menschen unserer Tage, dann wird diese tiefgreifende Veränderung deutlich: Der traditionelle Lebenslauf war zyklisch organisiert. Er bestand aus einer mehr oder weniger für alle verbindlichen Abfolge von Lebensphasen, beginnend mit derjenigen des noch nicht getauften Neugeborenen über Pubertät, Adoleszenz bis zur Ehe, Elternschaft und so weiter, um nur einige zu nennen. Der Übergang von einer Lebensphase zur nächsten war durch Riten geregelt, in welchen die Gemeinschaft an den Initianden physische und psychische Operationen (beispielsweise Taufe, Beschneidung, Hochzeit, rituelle Entbindung usw.) vollzog. Diese Riten, in deren Verlauf der Initiand teilweise unter dramatischen Umständen aus seiner gewohnten Umgebung entfernt und schmerzhaften Prozeduren und Belehrungen unterzogen wurde, hatten die Funktion, den Menschen der vorangehenden Lebensphase gewissermaßen sterben und ihn als Menschen der folgenden wiederentstehen zu lassen. Dieses Schema von Tod und Wiedergeburt wurde in einem Leben etliche Male durchlebt, mit einem doppelten Effekt: Der Mensch übte gleichsam das Sterben (und darin das Leben), und er erlebte sich als jemanden, der altert und sich mit der Todestatsache arrangieren muß.

Betrachtet man demgegenüber den Lebenslauf eines Zeitgenossen des 20. Jahrhunderts, so sieht man, daß die meisten Transitionsriten verschwunden sind, und daß die verbliebenen zu Familienfeiern (Taufe, Hochzeit, Bestattung) degeneriert sind, welche ihre ursprüngliche Funktion verloren haben.

Die zyklische, kreisförmige Struktur läßt sich auch in Bilddokumenten nachweisen: So stellen die ältesten, mittelalterlichen Bilder des Lebens den Lebenslauf als ein Rad dar, in welchem die erste und die letzte Lebensphase aufeinandertreffen. Auch der spätere sogenannte Treppentypus appelliert noch an den Zyklus des Lebens. Es wird der Ausgangspunkt des Lebens auf der untersten Ebene gedacht. Der Mensch steigt auf dieser Treppe hinan, um auf der anderen Seite bis zur Ausgangsebene, bis zum Tod, wieder hinabzugehen. Diese zyklische Vorstellung verdankt sich einer Analogie zu heilsgeschichtlichen Vorstellungen von Auf- und Abgang, von Vorstellungen der Rückkehr zu Gott oder in außerchristlichen Kulturen der Rückkehr in den Urgrund, aus dem alles entstanden ist.

Einige wesentliche Funktionen dieser zyklischen Lebenslaufvorstellungen waren nun diese: Erstens: Der Mensch lernte von Anfang an, daß das Leben endlich ist, daß jeder Aufstieg in die nächste Lebensphase zugleich ein Abstieg zum Tode ist. Das heißt, er wurde aufgefordert, sich in diesem beschränkten Lebensraum einzurichten. Der Tod war immer präsent. Zweitens: Das Leben war ein Prozeß des Herauswachsens aus dem Unfertigen, dem Kindlichen, ein Prozeß des Erwachsenwerdens. Zugespitzt: Leben hieß: Aus dem Tode herausgehen, Erwachsensein wollen. Ein Leben als Zyklus gedacht, enthielt die Aufforderung, das begrenzte Leben mit Sinn zu füllen.

Die zyklische Lebenslaufvorstellung ist nun im Zuge der Expansion von Wissenschaft und Technik, im Zuge der Modernisierung unserer Kultur einer linearen Lebenslaufvorstellung gewichen. Betrachtet man Lebenslaufkonzepte beispielsweise aus psychologischen Arbeiten dieses Jahrhunderts, so findet man fast ausnahmslos Treppendarstellungen, die unten beginnen und dann Phase auf Phase schichten, um irgendwo oben abzubrechen, ohne zu enden. Darin spiegelt sich unser verändertes Verhältnis zum Leben. Wir haben den Todesgedanken aus unserer Kultur verbannt und leben entgegen jeder vernünftigen Einsicht von dem Phantasma einer Endlosigkeit des Lebens. Die Geschichte des Todes zeigt, wie perfekt die Verdrängung des Todesgedankens in unserer Kultur funktioniert. Angefangen von der Verlagerung der Friedhöfe außerhalb der Städte über den Verzicht auf eine Zurschaustellung von Leichnamen bis zu sogenannten stillen Beisetzungen, alles deutet darauf hin, daß wir uns mit den Gedanken an den Tod nicht befassen wollen. Dieser Verdrängung dient eben auch die Linearisierung des Lebenslaufs, der ganz im Zeichen unseres Fortschrittsoptimismus als eine Art Strahl gedacht wird, der nicht endet.

Mit dieser Linearisierung hängt nun eine Unterdrückung des bereits erwähnten Elements zusammen, das für individuelle Lebensvorstellungen, ja für die Praxis des Lebens konstitutiv war. Ich meine den Verzicht auf Riten, durch die das Individuum von Lebensphase zu Lebensphase geführt wurde. Bei einer zyklischen Vorstellung eines erfüllten Lebens mußten ehedem Lebensphasen in einer bestimmten Folge durchlaufen werden, damit diese Erfüllung statthatte. Das heißt, der Initiand mußte zu jedem Zeitpunkt seines Lebens wissen, in welcher Phase des Lebenslaufs er sich befand. Zu diesem Zweck besaß die Gemeinschaft das Instrument der Initiations- oder Transitionsriten, das heißt, der Riten, denen das Individuum unterzogen wurde, um zu wissen, in welcher Phase es sich befand. Die damit verbundene Vergleichbarkeit der Übergänge für die Angehörigen einer Kultur gewährleistete erstens eine Zuordnung des Menschen zu einer bestimmten Gemeinschaft. Zweitens konnte der Mensch, also z. B. die werdende Mutter, die durch einen bestimmten Entbindungskult eine Überführung von der Frau zur Mutter erfuhr, die mit dem Bruchpunkt verbundene Irritation des Lebenslaufs als sinnhaft interpretieren. Die neue Lebensphase wurde erst durch den Transitionsritus zu einem entbehrlichen Stück im Lebenslauf, ja noch weiter: Der Gang des eigenen Lebens konnte erst durch seine Einordnung in ein kulturell verbürgtes Ablaufschema als sinnhaft, als Lebenszyklus verstanden werden, indem die notwendigen Brüche keine Katastrophen, sondern zwar dramatische, aber doch Sicherheit vermittelnde Ereignisse darstellten.

Neben der Vermittlung von Sicherheit im Altersstatus dürften funktionierende Transitionen noch eine weitergehende Leistung erbracht haben. Wenn der Mensch kulturell gelernt hatte, daß bestimmte Transitionen eine unumkehrbare Reihenfolge haben (die Taufe folgt der Geburt, nicht umgekehrt; Schwangerschaft folgt der Zeugung usw.) und daß die Akte nicht umkehrbar sind, also nicht zurückgenommen werden konnten, dann konstituierte sich im Lebenszyklus auch die Richtung der Zeit. Auch die Lebenszeitrichtung beinhaltete eine Orientierungsfunktion. Da

Lebenszeit erst durch die Bewegung des Menschen wahrnehmbar wird, waren zahlreiche Übergangsriten mit einer Ortsveränderung des Initianden verbunden, mit einer Entfernung aus der gewohnten Umgebung, z. B. im sogenannten Pubertätsexil.

Betrachtet man solche Riten genauer, dann wird auch ihre Funktion für den Umgang mit der Todestatsache deutlich: Das Individuum wird nämlich durch den Ritus gewissermaßen als Angehöriger einer bestimmten Lebensphase getötet (das ist die Funktion der Krise!), um dann als Angehöriger der nächsten Lebensphase wiedergeboren zu werden. Das heißt, das Individuum lernte das Sterben in zahlreichen Riten während seines Lebens, aber es erfuhr auch eine Art Zuversicht: Dem Tod folgt immer neues Leben als ein anderer, als eine andere.

Wir müssen uns darüber im klaren sein, daß mit dem Ersatz der zyklischen Lebenslaufvorstellung durch eine lineare diese Leistungen extrem gefährdet sind. Die große Todesverdrängung und Todesangst, die Apokalypsenbeschwörungen unserer Tage, die sinkende Fähigkeit, das eigene Leben sinnvoll zu füllen, einen Lebenssinn zu sehen, könnten Zeichen für diese Veränderung sein.

Exemplarischer Exkurs:
Der Ritus der Verkündigung

Um zunächst verständlich zu machen, an welche Übergänge überhaupt zu denken ist, will ich einige aus dem idealtypischen 12stufigen Lebenslauf benennen, wie ihn die traditionelle Gesellschaft noch kannte. Dort gab es unter anderem Übergangsriten bei der Überführung
- der Jungfrau und des „Jungmannes" in den Status der Eheleute: die Hochzeit;
- der Eheleute in werdende Mütter bzw. Väter: die Verkündigung, in anderen Kulturen bei Männern die Couvade;
- der Schwangeren in eine Gebärende: Das Geburtsexil;
- des Neugeborenen zu einem angenommenen Menschen: die Taufe;
- des Kindes in den Status des Jugendlichen: die Pubertätsriten;
- des Jugendlichen in den Status des Erwachsenen: Berufsaufnahmeriten;
- des lebenden Erwachsenen in den Status des toten Erwachsenen; die Beisetzung.

Drei dieser Riten sind als Riten der Volkskirche erhalten, die Taufe mit 79 %, die kirchliche Trauung mit 58 % und die Beisetzung mit 88 %

aller Fälle. Aber selbst bei diesen erhaltenen Riten ist dem Betroffenen in den seltensten Fällen der Überführungscharakter dieses Vorgangs bewußt. Sie sind oftmals zu bloßen Familienfeiern abgesunken. Ich wähle aus den genannten Überführungen nun einen Vorgang aus, der uns heute besonders fremd zu sein scheint: die ehemals rituelle Überführung der Frau zur werdenden Mutter und des Mannes zum werdenden Vater. Allein in diesen beiden Statustypen Frau/Mann und Mutter/Vater zwei verschiedene Lebensphasen zu sehen, ist heute nicht mehr selbstverständlich. Ob jemand eine Mutter oder ein Vater ist, bleibt weitgehend verborgen. Das war nicht immer so. Sie alle kennen aus der christlichen Tradition den Vorgang der „Verkündigung" oder „Ankündigung", durch den Maria vom Status der Jungfrau in den Status der Schwangeren transformiert wird. Lukas hat diese Transition ja sehr phantasievoll beschrieben: „ Und im sechsten Monat ward der Engel Gabriel gesandt von Gott in eine Stadt in Galiläa, die heißt Nazareth, zu einer Jungfrau, die vertraut war einem Manne mit Namen Josef, vom Hause Davids; und die Jungfrau hieß Maria. Und der Engel kam zu ihr hinein und sprach: Gegrüßet seist du, Hochbegnadete! Der Herr ist mit dir! Sie aber erschrak über seine Rede und dachte bei sich selbst: Welch ein Gruß ist das? Und der Engel sprach zu ihr: Fürchte dich nicht, Maria, du hast Gnade bei Gott gefunden. Siehe du wirst schwanger werden und einen Sohn gebären, dessen Namen sollst du Jesus heißen." (Lukas 1, 26–33).

Matthäus erzählte dagegen die Episode so, daß nicht die Jungfrau, sondern der Mann, Josef transformiert wird: „Die Geburt Jesu Christi geschah aber also: Als Maria, seine Mutter, dem Josef vertrauet war, erfand's sich, ehe er sie heimholte, daß sie schwanger war von dem Heiligen Geist. Josef aber, ihr Mann, war fromm und wollte sie nicht in Schande bringen, gedachte aber, sie heimlich zu verlassen. Indem er aber also gedacht, siehe, da erschien ihm ein Engel des Herrn im Traum und sprach: Josef, du Sohn Davids, fürchte dich nicht, Maria, Dein Gemahl, zu dir zu nehmen; denn das in ihr geboren ist, das ist von dem Heiligen Geist. Und sie wird einen Sohn gebären, des Namen sollst du Jesus heißen, denn er wird sein Volk retten von ihren Sünden." (Matthäus 1, 18–22).

Nimmt man diese Erzählungen nun nicht als zufällige Berichte, sondern geht man davon aus, daß in ihnen eine in der Antike von jedermann verstandene rituelle Überführungspraxis aufgehoben ist, dann läßt sich sagen, daß in diesen Geschichten die Überführung folgende Struktur hat: Die Frau, vor allem aber der Mann wird durch einen mit überirdischen

Attributen versehenen anderen Mann zum Vater überführt durch den Ritus der Verkündigung.

Diese Struktur läßt sich in vielen Überführungsriten aus anderen Kulturen wiederfinden. Wichtig daran ist, daß der Mann überhaupt einen Begriff davon erhält, daß er dabei ist, Vater zu werden. So mußten bei den Inkas die Männer fasten; auf Grönland ist bekannt, daß der Mann nicht arbeiten durfte; die falsche Lage eines Kindes wurde in Kamtschatka damit erklärt, daß der Mann Holz über das Knie gebogen hatte, und auf der Insel Nias ist dem Mann das Einschlagen von Nägeln verboten, weil er damit gewissermaßen den Ausgang für das Kind vernagelt.

In unserer Kultur ist von dieser Überführungspraxis für den Mann, aber besonders für die Frau nicht mehr viel übriggeblieben. Denn auf welche Weise erfährt heute die Frau, daß sie Mutter wird? Sie geht in die Apotheke und kauft einen Schwangerschaftstest, der im Selbstversuch zu Hause durchgeführt werden kann und auf der Bestimmung des Hormons HCG im Urin beruht. In der Gebrauchsanleitung zu einem Schwangerschaftstest mit dem Titel F+S-Test lesen wir: „Schwanger? Der neue F+S-Test wurde entwickelt, damit Sie das Schwangerschaftshormon HCG zu Hause früh und sicher selbst bestimmen können."

In zehn allgemeinverständlichen Schritten schildert die Gebrauchsanleitung den Diagnosevorgang, der im zehnten Schritt mit den Worten endet: „10. Nach eineinhalb bis zwei Stunden können Sie das Ergebnis im Spiegel ablesen." Was heißt das? Der F+S-Test befindet sich in der Hand der Frau. Die Firma wirbt mit den Attributen der Frauenemanzipation: „Damit Sie zu Hause früh und sicher selbst bestimmen können." – Sicher, selbst, bestimmen –; Selbst-sicher. – Das sind keine sprachlichen Zufälle.

So ist der F+S-Test das Medium, mit dem die Frau selbst sich zur Schwangeren transformiert oder fremde, geschweige denn männliche Hilfe. Allerdings konzediert der Text in der Gebrauchsanleitung, daß es mit der Diagnose allein nicht getan ist: „Sollte also bei positivem oder negativem Testergebnis Ihre Periode weiter ausbleiben, so konsultieren Sie bitte Ihren Arzt. Nur er kann die endgültige Diagnose stellen." Er wird die Frau in sein Sprechzimmer bestellen und ihr vertraulich-väterlich die „Verkündigung" zukommen lassen. Er gibt den kreisförmig angeordneten Urinsedimenten eine neue sprachliche Form: Frau X, der Test ist positiv. Und er wird heute nicht selten die Frage anschließen: „Wollen Sie das Kind austragen?" – Damit möchte er es der Frau X leichtmachen.

Sofern sie mit „Ja" antwortet, läßt sich die Überführungsgeschichte fortsetzen: sie wird nach Hause gehen und dem abends heimkehrenden (Ehe-)Mann je nach Lage der Dinge, schonend oder Freude heischend, die Nachricht übermitteln oder es auch sein lassen.

Fazit: Die Überführung von Frau und Mann durch einen männlichen Initiator ist ersetzt worden durch eine Selbsttransition der Frau und dadurch, daß sie ihrem Mann das Resultat mitteilt. Wenn die Intention des Lukas darin gelegen hatte, in der Ausklammerung des Josef dessen Vaterschaft zu verneinen und dadurch auf den göttlichen Vater zu verweisen, dessen Bote der Verkünder ist, so heißt dieses für die Frau, die sich des F+S-Tests bedient, daß auch sie die Vaterschaft an ihrem Kinde verneint, ohne aber, wie bei Lukas, auf einen höheren Vater zu verweisen. Sie scheint Mutter und Vater zugleich zu sein; einer Erhöhung durch die Vaterschaft eines Gottes bedarf sie nicht. Indem sie sich aber, dem Ratschlag des Tests folgend, im zweiten Schwangerschaftsmonat nolens volens doch zum Gynäkologen begibt, erhöht dieser sie als Verkünder wie einst der Erzengel Gabriel und rückt sie in die Nähe der großen Mutter Maria, er heiligt sie. Was die Vaterschaft des Mannes angeht, so bleibt der Effekt derselbe: Es gibt sie nicht. Sie wird nicht mehr gebraucht.

In dieser Lage unserer Zivilisation kann man nun meines Erachtens ein Phänomen beobachten, welches verdeutlicht, daß die Menschen sich auch nach dem Orientierungsverlust, den die Aufklärung mit sich brachte, nicht mit der unstrukturierten Linearität ihres Lebenslaufs abfinden können. Ich hege die Vermutung, daß die Rolle desjenigen, der den Menschen unserer Tage von Lebensphase zu Lebensphase, durchaus auch rituell, geleitet, daß die Rolle des Priesters zumindest partiell durch den medizinisch-technischen Komplex, d. h. also durch Ärzte, Pflegepersonal, durch Kliniken und medizinische Geräte wahrgenommen wird. D. h. ich vermute, daß die naturwissenschaftlichen Produkte der Aufklärung nun gewissermaßen selbst zu quasi religiösen Zwecken zumindest mitverwendet werden. Genauer: Ich gehe davon aus, daß der anthropologische „Bedarf" des Menschen an Transitionen im Lebenslauf u. a. durch Ärzte erfüllt wird. Wenn diese These richtig ist, dann müßten zwei Voraussetzungen erfüllt sein: – zum einen müßte medizinische Tätigkeit Elemente enthalten, die geeignet sind, den rituellen Überführungsbedarf zu erfüllen – zum andern müßte, da die Lebensphasenkonzeptionen ihrer Natur nach ja nicht individuell beliebig, sondern innerhalb gewisser Grenzen kulturell normiert sind, zu bestimmten Lebensaltern eine signifikant erhöhte Inzidenzrate zu konstatieren sein, die nicht allein durch physiologische Verfallsprozesse erklärt werden kann.

Die erste Voraussetzung scheint mir in bezug auf bestimmte medizinische Tätigkeiten erfüllt zu ein, die erkennbar nicht nur medizinisch, sondern irgendwie auch kulturell indiziert sind. Ich zähle dazu z. B. die Kieferorthopädie, genauer, die kieferorthopädische Korrektur der Zähne von Jugendlichen, die in der Regel eher kosmetischen Zielen folgt. Ihre zeitliche Koinzidenz mit dem Pubertätsübergang, ihre breite positive Rezeption bei den Jugendlichen legt nahe, daß es sich hier um einen Vorgang handelt, der der Zahnfeilzeremonie bei etlichen kleineren Kulturen nicht unähnlich ist, welche als Pubertätsritus vorgenommen wird. Ich zähle dazu auch prophylaktische Untersuchungen wie die bei Männern ab der Lebensmitte empfohlenen Cholesterinmessungen zur Früherkennung von Herz-Kreislauf-Erkrankungen. Natürlich sind diese ihrer Intention nach auch medizinisch indiziert, aber durch ihre Situierung im Lebenslauf und durch ihre direkte Konfrontationsleistung mit der Todesmöglichkeit per Herzinfarkt haben sie zumindest eine todeserinnernde Funktion. Ich würde es sogar für sinnvoll halten, einmal den psychischen Erlebensverlauf der Wartezeit zwischen Untersuchung und Bekanntgabe des Untersuchungsergebnisses unter der Hypothese zu erkunden, ob hier ein Transitionsvorgang der Form nach angelegt ist. Dieses gilt mutandis natürlich auch für die Krebsvorsorge. Ich untersuche z. Zt. mit meinen Mitarbeitern solche transitorischen Leistungen ärztlicher Tätigkeit in einem anderen Feld, das seiner Natur nach keines der Krankheitsbewältigung ist. Wir untersuchen in der Frauenklinik des Universitätsklinikums Rudolf Virchow durch qualitative Interviews und situative Beobachtung den Transitionsvorgang, der sich während der Schwangerschaft und im Kontext der Entbindung abspielt, um herauszufinden, ob durch bestimmte Geburtsarrangements eher als durch andere ein mentaler Transformationsprozeß der Frau zur Mutter, insbesondere bei Erstgebärenden, stattfindet. Obwohl wir erst seit einigen Wochen mit der Datenerhebung begonnen haben, kann man schon jetzt sagen, daß die Resultate recht vielversprechend hinsichtlich meiner Ausgangshypothese sind. Man kann den jetzigen Stand auf die Kurzformel bringen: Je bedrohlicher, dramatischer, fremder und auch schmerzhafter der Geburtsvorgang ist, desto höher ist die Transitionsleistung für die junge Mutter. Oder umgekehrt: Wenn das Geburtsarrangement ein hohes Maß an Selbstverständlichkeit, z. B. bei einer Hausentbindung durch die Anwesenheit vertrauter Personen, an Schmerzfreiheit durch anästhesistische Maßnahmen hat, dann sinkt die

Wahrscheinlichkeit, daß die Frau den Entbindungsvorgang als einen Transitionsprozeß erlebt, der sie als Frau gewissermaßen tötet, damit sie als Mutter wiedergeboren wird.

Ich hatte gesagt, daß eine zweite Prämisse erfüllt sein muß, wenn die These von transitorischen Funktionen ärztlicher Leistungen zutreffen soll: eine erhöhte Erkrankungs- oder besser Behandlungs- oder mindestens doch Untersuchungsbereitschaft zu Lebenszeitpunkten, an denen kulturell die Beendigung einer Lebensphase und ein Neubeginn erwartet werden darf. Diese Prämisse zielt natürlich auf Erkrankungen wie den Krebs, seine Behandlung und aber vor allem auch auf die diesbezügliche Präventivmedizin. Ich habe hierzu bisher selbst keine empirischen Untersuchungen angestellt und kann deshalb im Anschluß an die Ausgangstheorie nur einige Hypothesen anstellen und Vermutungen äußern in der Hoffnung, von Ihnen als den Fachleuten zu hören, ob meine Beobachtungen und Deutungen völlig aus der Luft gegriffen sind.

Ich formuliere in ungeordneter Folge:

Für die Bereitschaft zur Früherkennung ist bekanntlich die Erwartung wichtig, inwieweit der Patient annehmen kann, ob er nach der Früherkennung einen empfindlichen Autonomieverlust bei der Gestaltung seines weiteren Lebens hinnehmen muß (vgl. Verres 1986, 70). Diese Tatsache wird gegenwärtig in der Regel so gedeutet, daß daraus die Notwendigkeit folge, den Patienten zu suggerieren, sie müßten keine Beeinträchtigung ihrer Autonomie hinnehmen, damit sie zur Früherkennung bereit sind. Man kann diesen Vorgang natürlich auch anders deuten: Die Erfahrung, daß eine Lebensphase sich dem Ende nähert, löst bekanntlich die Bereitschaft aus, Autonomieverluste hinzunehmen, weil der erwartete Transitionsvorgang nur passiv erlebt werden kann. Meine Frage lautet deshalb: Begünstigt die Beendigung einer Lebensphase die Bereitschaft zur Früherkennung und damit potentiell auch zur Erfahrung des bevorstehenden Lebensendes? Oder noch riskanter: Gibt es einen einlinigen Zusammenhang zwischen dem erwarteten Lebensphasenende und der Bereitschaft, auch an Krebs zu erkranken?

Betrachtet man empirisch untersuchte Zusammenhänge zwischen Lebenslaufdaten und der Krebserkrankung, so lassen sich in der Literatur zahlreiche belegte Korrelationen zwischen Verlusterlebnissen, Sinnkonflikten, Sinnkrisen, Veränderung der Familienkonstellation, z. B. durch Kindesgeburt, Tod des Partners, Arbeitsplatzgefährdung, Trennung vom Partner, als belegt nachweisen (vgl. die Zusammenstellung bei Bammer 1981, 64 ff). Diese Daten müßten dringend Sekundäranalysen unterzogen werden, um herauszufinden, ob diese Ereignisse mit Lebensphasenschlüssen einhergehen. Die Vermutung liegt zumindest nahe, daß dem so ist, wenn man z. B. an Familienvergrößerung etc. denkt. – Die sogenannte life-event-Forschung, die retrospektiv nach lebensverändernden Ereignissen vor einer Krebserkrankung fragt, wird gegenwärtig eher geringgeschätzt (vgl. etwa Ziegler 1982, 28 ff). Ich denke aber, daß dieses sehr stark mit der unsinnigen Generalhypothese zusammenhängt, wonach in den lebensverändernden Ereignissen wie z. B. in einem Umzug nach einer Kausalursache gesucht wird. Demgegenüber wäre vielmehr zu fragen, ob nicht ein solches Ereignis wie die Erkrankung selbst, demselben Zusammenhang angehört, nämlich dem womöglich mißlingenden Versuch, eine Transition im Lebenslauf zu erfahren, dessen Scheitern dann vielleicht dem Organismus nahelegt, zu immer massiveren Transitionsmustern zu greifen. Auffällig sind in diesem Zusammenhang auch Studien, die sich mit der Krebserkrankung in ihrem Bezug zur Einstellung hinsichtlich Schwangerschaft und Geburt befassen. Kann man, so läßt sich fragen, aus der Tatsache, daß bei Mammakarzinom-Patienten ein gehäuftes Vorkommen von Aborten, Totgeburten und ein Trend zur Kinderlosigkeit zu konstatieren ist, die Hypothese ableiten, daß die durch den Verzicht auf Kinder ausgebliebene Transition in die Lebensphase der Mutter eine erhöhte Erkrankungsbereitschaft für Krebs deshalb bei sich führt, weil der Organismus eine alternative Todeserfahrung „sucht"? (vgl. Gosslar 1980, 85 ff).

Betrachtet man nicht die Letalitätsziffern, sondern die Inzidenzraten, was wegen der Unzuverlässigkeit des medizinischen Meldesystems bekanntlich problematisch ist, dann fallen bei den Inzidenzraten z. B. der Stadt Birmingham von 1974 bei betimmten Krebserkrankungen wie Hodengeschwülsten oder Cervixkazinom hohe Erkrankungsziffern um die Lebensmitte herum auf, während für bestimmte andere Typen wie Lungenkrebs, Magen- oder Corpuskarzinom signifikante Steigerungen in dem Alter zu beobachten sind, welches mit dem Austritt aus dem Berufsleben bzw. mit der Situation des empty nest, des verlassenen Elternhauses, identisch ist (vgl. Oeser 1979, 20 ff).

Möglicherweise lassen sich bisher ungeklärte Spontanheilungen nach einer Operation, und nach Palliativoperationen vor dem Hintergrund des anthropologischen Transitionsbedürfnisses besser erklären. Die nicht minder riskante Hypothese hieße dann nämlich, daß die gesuchte Transition durch die Krebsoperation erfolgt ist und deshalb eine neue, eben krankheitsfreie Lebensphase begonnen werden kann. Diese Annahme koinzidiert übrigens auf verblüffende Weise mit einem Merkmal, das Everson und Cole (1966) bei Tumorpatienten mit Spontanremissionen entdeckten. Sie stellten fest, daß die „dramatische Veränderung der Lebensperspektive zu einer erneuten Bestimmung ihrer Identität innerhalb ihrer existierenden sozialen Bezüge führte" (zit. n. Helmkamp und Paul 1984, 123). Um diese Hypothese zu überprüfen, bedürfte es eines Vergleichs von Daten über Spontanheilungen mit solchen über die Position, die die Patienten in ihrem eigenen Lebenslauf innehatten (vgl. Bammer a. a. O. S. 89 ff.). In diesem Kontext wären auch Erkenntnisse über die lebensphasenspezifischen Differenzen hinsichtlich der Funktionsweise des Immunsystems neu zu interpretieren (vgl. Law 1976, Amos und Lachmann 1970, Burstein und Allison 1970, Walford 1969, Burnet 1961, Gross 1975).

Auch empirische Daten über die sog. Krebspersönlichkeit sind in diesem Zusammenhang nicht uninteressant. Wenn die Krebspersönlichkeit toto grosso eher als passive, ich-schwache, angepaßte, nach außen freundliche Person beschrieben wird, so liegt natürlich der Gedanke nahe, daß solche Persönlichkeiten einen höheren „Bedarf" an Transitions- und damit Sterbenserlebnissen haben, den sie sich – ich bin mir der riskanten Formulierung bewußt – durch eine Krebserkrankung erfüllen. In diesem Zusammenhang halt ich die Studie von Greer, Morris u.a. für besonders interessant, denen zufolge der Krankheitsverlauf bei solchen Mammakarzinompatientinnen am günstigsten war, die sich kämpferisch zu ihrer Diagnose verhielten, die – in den Worten meiner Hypothese – also eine Transition in eine nächste Lebensphase, nicht ein Verharren in der Transition suchten.

Ich möchte es bei diesen Andeutungen belassen, um zu zeigen, in welche Richtung sich meine Argumentation bewegt. Ich habe also, zusammengefaßt, die Hypothese oder besser: Vermutung, daß der anthropologisch tiefsitzende „Bedarf" bzw. das Bedürfnis, im Lebenslauf durch die Übergänge von Lebensphase mit der Todestatsache bekannt gemacht und womöglich vertraut zu werden, daß dieses Bedürfnis in der Moderne u. a. durch eine erhöhte Krankheitsbereitschaft dort zu erfüllen gesucht wird, wo die Gemeinschaft diesbezüglich versagt. Mit imaginierten oder im schlimmeren Fall eben manifesten Krankheitsbildern suchen diese Initianden den Arzt auf, um durch seine Tätigkeit überführt zu werden und das Sterben zu lernen. Solange sie dieses als Simulanten oder Hypochonder tun, mag man darüber zur Tagesordnung übergehen. Das ist allenfalls eine Frage der Kostendämpfung im Gesundheitswesen. Sollten sie indessen Krankheiten, am Ende tödliche wie den Krebs produzieren, weil ihr Organismus keinen anderen Weg kennt, um in seinem Transitionsbedürfnis ernst genommen zu werden, dann stellt sich die doppelte Frage, was zu tun ist, daß es so weit nicht kommt und ob die Medizin oder eine andere gesellschaftliche Institution ein Medium dafür bereithält, um den anthropologischen Bedarf zu erfüllen, der ja letztlich nichts anderes ist, als den Menschen zu gestatten, sich mit dem Menschlichsten ihrer Existenz vertraut zu machen, der Tatsache der eigenen Endlichkeit. Vertraut, das hieße mehr als daß dieses Faktum bekannt ist, sondern daß der Mensch es akzeptiert und durch das Lernen des Sterbens darin gebildet wird, das Leben wirklich, und das heißt menschengemäß, zu leben.

Literatur

Amos HE, Lachmann PJ (1970) The immunuological specificity of a macrophage inhibition factor. Immunology 18: 269–278

Bammer K (1981) Krebs und Psychosomatik. Kohlhammer, Stuttgart

Burnet FM (1961) Immunological recognition of self. Science 133: 307–311

Burstein NA, Allison AC (1970) Effect of antilymphcytic serum on the appearance of reticulat neoplasms in SJL/J mice. Nature 225: 1139–1140

Everson TC, Cole WH (1966) Spontaneous regression of cancer. Saunders, Philadelphia London

Gosslar H (1980) Untersuchung zur Krebspersönlichkeit. Eine explorative Studie an Frauen mit Mamma-Carcinom. Frankfurt/M

Gross L (1975) Immunological defects in aged population and its relationship to cancer. Cancer 18: 201–204

Helmkamp M, Paul H (1984) Psychosomatische Krebsforschung. Huber, Bern Stuttgart Toronto

Law LW (1976) Studies on thymic function with emphasis on the role of the thymus on oncogenesis. Cancer Res 26: 551–559

Lenzen D (1985) Mythologie der Kindheit. Rowohlt, Reinbek b. Hamburg

Lenzen D (1991) Krankheit als Erfindung. Suhrkamp, Frankfurt/M

Oesen H (1979) Krebs: Schicksal oder Verschulden? Stuttgart

Verres R (1986) Krebs und Angst. Subjektive Theorien von Laien über Entstehung, Vorsorge, Früherkennung, Behandlung und die psychosozialen Folgen von Krebserkrankungen. Springer, Berlin Heidelberg New York Tokyo

Walford RL (1969) The immunologic theory of aging. Kopenhagen

Ziegler G (1982) Psychosomatische Aspekte der Onkologie. Enke, Stuttgart

Zum Stellenwert der Hypnotherapie im Rahmen eines Gesamttherapiekonzepts

H. Ebell

Zusammenfassung

Im Rahmen eines Gesamttherapiekonzepts haben psychosoziale Unterstützungsangebote für Krebspatienten heute einen hohen Stellenwert. Hypnotherapie scheint dazu geeignet, die Lebensqualität zu erhöhen; sie wird oft auch angeboten bzw. angewandt, um durch Steigerung der Immunabwehr den Verlauf der Krebserkrankung zu beeinflussen (Entspannungs- und Visualisierungsübungen).

Durch die Entdeckung individueller Fähigkeiten können Hypnose und Selbsthypnose bei vielen Krebspatienten erfolgreich zur Symptomkontrolle (z. B. bei Schmerzen, Therapienebenwirkungen) eingesetzt werden. Als stützende Maßnahme bei Krisenintervantionen bzw. für „lösungsorientierte" psychotherapeutische Ansätze sind sie ebenfalls sehr wertvoll. Die Annahme, mittels Hypnotherapie den Verlauf der Krebserkrankung beeinflussen oder eine Heilung herbeiführen zu können bedarf der kritischen Überprüfung durch kontrollierte Studien. Fallberichte bzw. klinische Erfahrungen weisen jedoch in diese Richtung.

Das zeitgenössische Verständnis von Hypnotherapie, das sich auf Milton Erickson und David Cheek beruft, steht für eine komplexe zwischenmenschlich-psychotherapeutische Beziehung auf bewußter und unbewußter Ebene. Bei Krebserkrankungen dient der Austausch von Patienten und Betreuern einer sehr persönlichen gegenseitigen „Entwicklungshilfe", individuelle Fähigkeiten und Möglichkeiten zur Einflußnahme („Kontrolle") zu entdecken und auszubauen – aber auch dazu, Zeiten der Ohnmacht und des „Loslassens" zu akzeptieren.

Schlüsselwörter: Krebserkrankungen, psychosoziale Unterstützung, Hypnose, Selbsthypnose, „Hilfe zur Selbsthilfe", Gesamttherapiekonzept

Summary

Hypnotherapy offers a valuable psychosocial support to cancer patients. As an intervention strategy it not only targets improvement in the quality of life, it might also have an impact on the course of the disease itself.

As an effective supplement to medical relief of symptoms (e.g. pain, side effects of therapy) hypnosis and self-hypnosis tap individual coping resources. The latter play a crucial part in crisis intervention and „solution oriented" psychotherapy approach. The influence of hypnosis on the course of cancer needs to be examined further in controlled clinical research: case reports and clinical experience are promising.

Contemporary hypnotherapy, as represented by the work of Milton Erickson and

David Cheek, focusses on the complexity of interpersonal relationship on conscious and subconscious levels. Psychotherapeutic exchange encourages the discovery of personal resources that, on the one hand, strengthen the capacity for coping by enhancing „control". On the other hand, it promotes adequate non-resistance to „helplessness" through the practice of „letting go".

Keywords: Cancer disease, psychosocial support, hypnosis, self hypnosis, coping, comprehensive therapeutic concept.

Für Patienten mit einer Krebserkrankung stellt es sich in der Regel so dar, daß für die Therapie der Erkrankung die Medizin (Ärzte, Kliniken usw.) zuständig ist. Der persönliche Bereich, d. h. der eigene Umgang mit der Erkrankung (Ängste, Verluste, Leiden an der Verstümmelung durch operative Eingriffe bzw. den Nebenwirkungen von Chemo- und Bestrahlungsterhapie, existenzielle Bedrohung und Tod u. v. a. m.) bleibt ihnen überlassen bzw. wird von ihnen und ihren Angehörigen „privat" organisiert. Dieser Umstand führt zur Suche nach Wundermitteln, zum Kontakt mit vielfältigen mehr oder weniger seriösen „Helfern" oder auch zur Teilnahme an institutionalisierten Einzel- und Gruppentherapieangeboten. Die Hypnose wird dabei eher zu den sog. „exotischen" Hilfsangeboten gerechnet, allerdings mit einer hohen positiven Erwartungshaltung. Interesse und Nachfrage von seiten der Patienten ist zweifelsohne vorhanden. Eine wichtige psychotherapeutische Aufgabe besteht jedoch auch darin, die beiden Bereiche, die medizinische Zuständigkeit für die Krankheit und den Umgang des Patienten mit ihr, in Verbindung zu bringen.

Krebspatienten suchen meist eine psychosoziale Betreuung, bzw. sie wird ihnen dann angeboten, wenn gleichzeitig noch weitere Therapiemaßnahmen (z. B. Chemotherapie, Bestrahlungen, Operation) laufen. Sie ist damit aus medizinischer Perspektive ein „zusätzliches" therapeutisches Angebot und sollte somit in das Gesamttherapiekonzept integriert werden. Prinzipiell wäre daher eine kollegiale, interdisziplinäre Kooperation aller Beteiligten nicht nur wünschenswert, sondern erforderlich. Diese kommt jedoch nur in Ausnahmefällen zustande.

Für die Hypnose ist es heute nicht möglich, aus einer Fülle von Erfahrungen und Untersuchungen eine Hierarchie verschiedener Angebote aufzustellen oder, analog zur medizinischen Therapie, Indikationen, Kontraindikationen und Therapieanweisungen aufzustellen. Psychosoziale Unterstützungsangebote erhalten heute ihre Wertschätzung bzw. ihren Stellenwert in einem Gesamttherapiekonzept hauptsächlich durch die subjektive Wertschätzung der Patienten.

Eine Vorbemerkung zur Klärung der im folgenden Referat verwendeten Begriffe:

– *„Trance"* bezeichnet einen Zustand veränderter Wahrnehmung. Aus dem Alltagsleben sind uns vielfältige Trancezustände vertraut (z. B. wenn Autofahrer feststellen, daß sie die letzten Minuten zwar sicher auf der Autobahn gefahren sein müssen, mit Überholen, Bremsen usw., aber nicht mehr genau wissen, wie sie das gemacht haben). Trancezustände werden von fast allen Psychotherapierichtungen für wesentlich erachtet: von der „freien Assoziation" der Psychoanalyse zur Imagination der Kognitiven Verhaltenstherapie (mit oder ohne Relaxation) usw. bis zur Hypnose.
– Die ärztliche bzw. therapeutische *„Hypnose"* dient dazu, gezielt psychophysiologische Phänomene (= Trancezustände) mit entsprechenden Sinneswahrnehmungen (Entspannung, Analgesie, innere Bilder, Zeitverzerrung usw.) zu induzieren.
  Auch dies gilt nicht nur für die Hypnose. Es ist dies ebenfalls ein Therapieelement „verwandter" Techniken, wie z. B. der Progressiven Muskelrelaxation nach Jacobsen, dem Autogenen Training, dem Katathymen Bilderleben.
– Den Begriff *„Hypnotherapie"* verwende ich im Sinne einer psychotherapeutischen (d. h. zwischenmenschlichen) Beziehung, in der Wahrnehmung, Induktion und therapeutische Verwendung von Trancephänomenen die zentralen Elemente sind. Im letzten Jahrzehnt übte diesbezüglich in den USA wie auch in Europa das Werk des amerikanischen Psychiaters Milton H. Erickson den größten Einfluß aus. Für die Aufgabe der psychosozialen Betreuung von Patienten mit einer Krebserkrankung stehen aber noch andere Entwicklungslinien der klinischen Hypnose zur Verfügung.

Um den Stellenwert von Tranceerfahrungen, Hypnose und Hypnotherapie für die psychosoziale Betreuung von Patienten mit einer Krebserkrankung darzulegen, möchte ich auf vier Punkte eingehen:

1. Welche spontan auftretenden bzw. durch Hypnose induzierten Trancephänomene können für Patienten mit einer Krebserkrankung hilfreich sein?

– Eine erstaunlich effektive symptomatische Linderung von Schmerzen oder Nebenwirkungen invasiver Therapieverfahren kann in vielen Fällen durch die ausschließliche Fokussierung auf ein inneres Bild, eine

Empfindung in einem Körperteil (wie z. B. ein Wärme- oder Entspannungsgefühl, eine Erinnerung u. ä.) erzielt werden. Diese Assoziation an einen ganz bestimmten Aspekt der Sinneswahrnehmung geht meist mit einer vollständigen Dissoziation bzw. Ausblendung sonstiger Informationen der Sinneswahrnehmung einher (z. B. unangenehmer Symptome wie Schmerz und Übelkeit). Das dadurch vermittelte „Wohlbefinden" kann von einer Intensität sein, von der man automatisch annehmen würde, daß sie nur durch eine hoch dosierte Medikation zu erzielen ist.

– Die Körperwahrnehmung der meisten Krebspatienten ist durch die Erkrankung (z. B. durch eine Metastasierung bei Rezidiven) und durch die Beeinträchtigungen in Folge von Therapiemaßnahmen (z. B. dem Verlust einer Brust, dem Haarausfall nach Chemotherapie u. v. a.) negativ geprägt. Schmerzen bzw. Erschöpfung und Überforderung wirken darüber hinaus als Verstärkung für das Leiden. Daraus entwickelt sich schnell der Teufelskreis, aus dem es kein Entrinnen zu geben scheint.

Eine in Hypnose sehr schnell stattfindende psychophysiologische Ruheumschaltung kann sehr intensive, positive Ruhe- und Entspannungserfahrungen bewirken. Diese tragen nicht nur zu einer dringend erforderlichen Erholung bei, sondern können positive Erfahrungen als „Gegengewicht" vermitteln bzw. einen „Ausstieg" aus dem oben erwähnten Teufelskreis ermöglichen.

– Nach (oder selbst in) Krisensituationen ist es in Hypnose möglich, psychotherapeutisch die Aufmerksamkeit darauf zu lenken, daß eine Krise, d. h. eine tiefgreifende Erschütterung der gewohnten Funktionsweisen, auch als Quelle des Erwerbs besonderer Fähigkeiten verstanden und genutzt werden kann.

Dazu kann vor allem eine „Technik" dienen, die Milton Erickson „Pseudoorientierung in der Zeit" (Erickson 1952) genannt hat. Patienten können (z. B. in einer Altersregression) alte Lernerfahrungen aufsuchen, die unterstützend mit der aktuellen Situation assoziiert werden können. Sie können z. B. eine lösungsorientierte Projektion in die Zukunft versuchen: In Hypnose schauen sie dann gewissermaßen „zurück" auf diese schwierige Phase von „damals" und finden heraus, was sie dazu befähigt hat, diese zu überwinden.

Prinzipiell geht es hierbei darum, ganz individuelle Ressourcen zu erschließen, die sich kein Therapeut jemals für die Patienten ausdenken könnte.

2. Wie kann eine psychosoziale Betreuung mit dem Schwerpunkt auf Tranceerfahrungen in ein medizinisch geprägtes Gesamttherapiekonzept integriert werden?

- Für den Aspekt von situationsbezogenen, symptomorientierten Interventionen bedarf es keiner besonderen Rollenverteilung bzw. Voraussetzungen – außer einer bestimmten therapeutischen Grundhaltung derer, die in der Betreuung der Patienten zusammenarbeiten:
Als erstes und einfachstes ist es wichtig, die Bedeutung des gesprochenen Wortes und der authentischen nonverbalen Kommunikation im Umgang mit Krebspatienten wertschätzen zu lernen. Alle Betreuenden (von Ärzten und Pflegepersonal bis zu den Familienangehörigen) können die unauffällige Macht positiver Suggestionen erkennen und nutzen lernen. Es macht z. B. durchaus einen wesentlichen Unterschied, ob ich (nach dem Motto „Denk an kein blaues Auto") immer wieder von „weniger Schmerzen" rede (und den Patienten damit auf seinen Schmerz konzentriere) oder ob ich darauf achte, positive Suggestionen zu geben, wie z. B. „Wenn Sie jetzt ein wenig tiefer durchatmen, können Sie sich ein klein wenig (oder „deutlich") wohler fühlen."
Bei vertrauensvollem Kontakt mit den Patienten kann von seiten der Betreuenden schon mit erstaunlich wenig Vorerfahrung bzw. Weiterbildung in Hypnose kompetent versucht werden, durch einfache „Techniken" (Fixationsinduktion, Entspannungs- und Atmungsanweisungen, indirekte Suggestionen usw.) spontan auftretende Trancephänomene zu verstärken oder symptomatisch hilfreiche Trancephänomene zu induzieren.
- Viele Patienten suchen eine psychosoziale Betreuung mit dem Anliegen, ihre eigene Immunabwehr zu verstärken oder wie man heute eher sagt: sie möchten ihre eigene „psychoneuroimmunologische Kompetenz" aktiv fördern. Dieser Wunsch wird durch die populärwissenschaftliche Verbreitung neuester Forschungsergebnisse sowie durch die Publikationen von z. B. Simonton (1983) und LeShan (1993) unterstützt. Bei dieser Aufgabenstellung liegt es nahe, „Selbst-Hypnose-Techniken" vorzuschlagen bzw. mit den Patienten ein Ritual einzuüben, das eine leicht erlernbare, „automatische" Umschaltung zur Ebene der Tranceerfahrung ermöglicht.
- Wurde bei Patienten die Indikation zur Psychotherapie gestellt und erfolgt die Betreuung dann im Rahmen einer Hypnotherapie, ist es notwendig, die Unterstützung von Tranceerfahrungen gemäß diesem eher traditionellen Helfer-Verständnis durch ein Beziehungsmodell für eine

langfristige psychotherapeutische Beziehung zu ergänzen. Je nach Ausbildung der Therapeuten kann dem ein tiefenpsychologisches, ein ver-
haltenstherapeutisches oder ein systemisches Modell zugrunde liegen.

3. Gibt es wissenschaftliche Belege für die Wirksamkeit der Hypnose?

– In der Literatur überwiegen Fallberichte, häufig sog. „Wunderge-
schichten", über erstaunlich positive Veränderungen. Sie wecken allerdings meist eher Argwohn bzw. Skepsis gegenüber der Hypnose bzw.
der Seriosität der Berichtenden. Wenn man solche „Wunder" selbst
mehrfach erlebt hat, verspürt man den Wunsch, über das klinische Er-
fahrungswissen hinaus zu überprüfen, ob solche Therapieeffekte einer
spezifischen Technik bzw. Vorgehensweise zu verdanken sind oder individuellen oder situativen nicht reproduzierbaren Variablen.
1992 wurde in der Zeitschrift „Psychosomatic Medicine" ein Review
publiziert mit dem Titel „Effects of Psychological Treatment on Cancer Patients: A Critical Review" (Trijsburg et al. 1992). 21 Studien, die
methodischen Minimalanforderungen gerecht werden, wurden im
Hinblick auf Forschungsansatz, Art der psychologischen Intervention
sowie Behandlungsergebnisse ausgewertet. Unter anderen Ergebnissen
hielten die Autoren fest, daß die Möglichkeit einer signifikanten Reduktion von Angst, Schmerzen, Übelkeit und Erbrechen durch „Hypnose" als belegt gelten kann.
Darüber hinaus gehende Schlußfolgerungen bedürfen sicher weiterer
kontrollierter, klinischer Studien.
– Durch eine prospektive, klinische Studie an der Schmerzambulanz des
Münchner Universtiätsklinikums Großhadern, hatte ich selbst die
Möglichkeit, den Stellenwert der Selbsthypnose für Krebspatienten mit
chronischen Schmerzen genauer zu untersuchen. Dieses dreijährige
Forschungsprojekt wurde von der Deutschen Krebshilfe gefördert.
Wir boten den Schmerzpatienten mit meist fortgeschrittener Krebserkrankung an, zusätzlich zu ihrer medikamentösen Therapie Selbsthypnose zu erlernen. Wir konnten nicht nur erstaunlich günstige individuelle Verläufe dokumentieren, sondern auch gruppenstatistisch
eindeutige Unterschiede zwischen den Behandlungsphasen mit und
ohne Selbsthypnose belegen. (Eine Publikation ist in Vorbereitung.)
– Ich möchte an dieser Stelle auch die berühmte Arbeit von David Spiegel (1989) erwähnen. Sie wird meist zitiert als erster wissenschaftlicher
Beleg dafür, daß eine psychosoziale Betreuung einer Patientengruppe
nicht nur zu einer verbesserten Lebensqualität führen kann, sondern

auch zu einer statistisch signifikant verlängerten Überlebenszeit. Ein Unterschied von 18 Monaten zwischen der Therapiegruppe und der Kontrollgruppe legt die Schlußfolgerung eines ursächlichen Zusammenhangs nahe. Es handelte sich dabei um eine Nachuntersuchung von Mammakarzinompatientinnen 10 Jahre nach Beginn einer kontrollierten Studie. (Streng genommen also keine prospektive Studie, sondern ein erstaunlicher Befund lange nach Abschluß einer prospektiven Studie.) Diese Patientinnen hatten im Rahmen eines wöchentlichen Gruppenangebotes u. a. auch das Angebot erhalten, Selbsthypnose zur Schmerzkontrolle zu erlernen. (Ich möchte an dieser Stelle anmerken, daß David Spiegel in einem Interview die Unterweisung in Selbsthypnose als „nicht ausschlaggebend" bezeichnet hat.) Man darf auf die Ergebnisse von z. Zt. schon angelaufenen Replikationsstudien durch die gleiche Arbeitsgruppe bzw. durch andere Forschungsteams gespannt sein.

4. Welche Schlußfolgerungen bzw. Fragen ergeben sich für ein mögliches Modell der Hypnotherapie als Psychotherapie für Krebspatienten?
– 1976 machte ich als Anästhesist meine ersten beruflichen Hypnoseerfahrungen in der Münchner Universitätskinderklinik. Meine damalige Suche nach Aus- und Weiterbildung in Hypnose war mühsam und frustrierend. Die Hypnose hat seitdem eine beeindruckende Renaissance erlebt. Dies ist nicht nur – ähnlich wie in der „systemischen" Therapie – mit der Rezeption der Arbeit von Milton Erickson verbunden. Ich verstehe diese Entwicklung auch als wesentlichen Teil einer zeitgenössischen Suche nach einem Therapiemodell, das psychosomatische bzw. psychophysiologische Erkenntnisse integriert. Die Klärung des Stellenwertes von symptomorientierten, psychologischen Verfahren sowie von explizit psychotherapeutischen Ansätzen in einem Gesamttherapiekonzept für Schwerkranke (z. B. Krebspatienten) steht heute für viele Kliniken bzw. therapeutische und/oder forschende Teams auf der Tagesordnung – für die Patienten schon immer.
– 1991 erschien das Buch „Theories of Hypnosis. Current Models and Perspectives" (Lynn und Rhue 1991); ein wichtiger Beitrag für die Entwicklung eines zeitgenössischen Modells der Hypnotherapie in der Psychotherapie im allgemeinen bzw. unter besonderen Voraussetzungen (z. B. bei Krebspatienten). Die Arbeiten von David Cheek (1994), Joseph Barber (1982) und Ernest Rossi (1988), erfahrenen Klinikern und Hypnotherapeuten aus den USA, enthalten weitere wesentliche

Elemente des Puzzles zum Stellenwert der Hypnotherapie für die psychosoziale Betreuung im Rahmen eines Gesamttherapiekonzepts.
– Folgende Blickwinkel der Prozeßbeobachtung einzunehmen, wäre m.E. geeignet, um klärende Diskussionen unter Psychotherapeuten zu führen:
1. Eine Perspektive der „individuellen" Wahrnehmung.
(Welches Verständnis haben wir von Trancephänomenen: psychophysiologisch, tiefenpsychologisch, lern-(verhaltens-)theoretisch usw.?)
2. Eine Perspektive der Interaktion, der Beziehung.
(Welchen Charakter hat die therapeutische Beziehung in Hypnose? Wie ist die Wirksamkeit von Suggestionen, Intervensionen usw. zu verstehen?)
3. Eine Perspektive des Kontexts, der Umgebungsbedingungen. (Welche Einflüsse kommen aus dem Ursprungs-Familiensystem, der Partnerschaft bzw. der aktuellen Familie, der Art der medizinischen Versorgung und Betreuung [z. B. klinisch, stationär oder zu Hause] usw.?)
Ich bin überzeugt, daß die Diskussion dieser Punkte Klarheit und Abgrenzung der verschiedenen psychotherapeutischen Angebote fördern (unterschiedliche Auffassungen von „Hypnose" mit eingeschlossen) und damit zu einer konstruktiven Zusammenarbeit zugunsten gemeinsam zu betreuender Krebspatienten beitragen kann.

Zusammenfassung

Ich verstehe und verwende Hypnose und Selbsthypnose als effektives psychologisches Verfahren, um spontan auftretende Trancezustände zu begleiten, zu fördern und/oder zu induzieren. Dies ermöglicht eine *flexible symptombezogene Therapie* im Rahmen unterschiedlicher Gesamttherapiekonzepte (z. B. bei Schmerzen oder Nebenwirkungen der Chemotherapie).

Hypnose und Selbsthypnose dienen darüber hinaus nicht nur zur Symptomkontrolle, sondern zur *stützenden bzw. stabilisierenden Krisenintervention*. Sie sind dazu geeignet, erstaunlich positive Veränderungen der seelisch-körperlichen Befindlichkeit herbeizuführen, die durch den Rückgriff auf individuelles, inneres Wissen und Erfahrungen der Patienten ermöglicht werden.

Hypnose und Selbsthypnose stehen Therapeuten zur Verfügung als *lösungsorientiertes Verfahren* für ihre Suche nach notwendigen Veränderungen der Wahrnehmung bzw. des Verhaltens der Krebspatienten –

deren Beziehungen zu anderen Menschen mit eingeschlossen. Kurz-, mittel- und langfristig können dabei symptombezogene Interventionen und „strukturelle" Arbeit harmonisch miteinander verbunden werden.

Ich halte es für möglich, daß Tranceerfahrungen, Hypnose und Hypnotherapie einen *Beitrag* leisten können *zur Stärkung individueller Abwehrkräfte*. Die Aufgabe der Psychotherapeuten besteht hierbei vor allem darin, der „heilsamen" Energie der Hoffnung Beachtung zu schenken, sie zu fördern und in dem starken Spannungsfeld zwischen Wunschdenken und Wirklichkeit zu schonen. Dabei ist besonders darauf zu achten, daß Patienten wie Betreuer diese prinzipiell ermutigende Möglichkeit nicht in eine zusätzliche Überforderung verwandeln.

Selbst unter der Annahme verallgemeinerbarer Konflikte, Verluste, Persönlichkeitsmerkmale u. ä. bei Patienten mit einer Krebserkrankung erfordert die psychotherapeutische Vorgehensweise im „Hier und Jetzt" die Einstellung auf einzigartige und unvorhersehbare, individuelle Faktoren von Patienten und Therapeuten. (Es gibt keine Patentlösungen. Dies gilt selbstverständlich auch für die Hypnotherapie.)

Psychotherapie mit Krebspatienten erfordert eine (professionelle) zwischenmenschliche Beziehung, die auf der einen Seite Krisen nicht hinterfragt und hilft, ihnen symptombezogen zu begegnen; die auf der anderen Seite aber auch auf (im tiefenpsychologischen oder systemischen Sinne) „strukturell" notwendige Veränderungen achtet. Die therapeutische Beziehung wird dabei immer wieder hart geprüft werden. Sie muß sich als tragfähig erweisen: sowohl im Sinne von „Arbeitsbündnissen" zur Symptomkontrolle als auch als Begleitung durch die Höhen und Tiefen des Erkrankungs- und Therapieverlaufs. Von uns allen, die wir auf diesem schwierigen Gebiet arbeiten, wird auch immer wieder verlangt werden, daß wir unserer eigenen Ohnmacht begegnen und daß wir es aushalten, still zu werden und einfach nur da zu sein.

Literatur

Barber J, Adrian Ch (1982) Psychological approaches to the management of pain. Brunner and Mazel, New York

Cheek DB (1994) Hypnosis: the application of ideomotor techniques. Allyn and Bacon, Boston

Erickson MH (1952) Pseudo-orientation in time as a hypnotherapeutic procedure. J Clin Exp Hypnosis 2: 261–283 zitiert nach: Haley J (ed) (1967) Advanced techniques of hypnosis and therapy. Selected papers of Milton H, Erickson MD. Grune und Stratton, New York, pp 369–389

LeShan L (1993) Diagnose Krebs. Wendepunkt und Neubeginn. Klett Cotta, Stuttgart

Lynn SJ, Rhue JW (1991) Theories of hypnosis – current models and perspectives. Guilford Press, New York
Rossi EL, Cheek DB (1988) Mind body therapy – ideodynamic healing in hypnosis. NW Norton and Company, New York
Simonton OC, Matthews-Simonton S, Creighton J (1983) Wieder gesund werden. Rowohlt, Reinbek
Simonton OC (1993) Auf dem Wege der Besserung. Rowohlt, Reinbek
Spiegel D, Bloom JR, Kraemer HC, et al (1989) Effect of psychosocial treatment on survival of patients with metastatic breast cancer. Lancet 14: 888–891
Trijsburg RW, van Knippenberg FCE, Rijpma SE (1992) Effects of psychological treatment on cancer patients: a critical review. Psychosom Med 54: 489–517

Beiträge zur psychoonkologischen
Weiterbildung

Die psychologische Betreuung von Krebspatienten – Probleme und Möglichkeiten*

H. Goodare

Der Gedanke, daß psychologische Betreuung Krebspatienten zugänglich sein sollte, findet in zunehmendem Maße Anerkennung. Aber welche Art von Betreuung, welches Ziel soll sie haben, wer sie durchführen, überwachen und bezahlen? All diese Fragen sind noch Gegenstand von Diskussionen.

Einleitung

Warum soll Krebspatienten psychologische Betreuung angeboten werden? Welcher Art soll sie sein? Wer soll sie durchführen? Was sind die Ziele psychoonkologischer Beratung? Welche Forschungsweise ist auf diesem Gebiet angemessen? Welche Maßstäbe sollen wir anlegen und welche Instrumente zur Messung sollen wir verwenden? Was sind die methodischen Fallgruben? Welche ethischen Fragen werden aufgeworfen? Schadet die diesbezügliche Forschung dem Patienten oder den Kontrollpersonen? Können wir hinsichtlich der Forschungsplanung irgendwelche Vorschläge machen, um einige der bisher auf diesem Gebiet aufgetretenen Probleme zu vermeiden? In dieser Arbeit untersuche ich einige dieser Probleme. Ich schreibe aus englischer Sicht und ich beziehe mich häufig auf Beispiele aus dem Vereinigten Königreich.

Warum psychoonkologische Betreuung?

Sind Krebspatienten verletzlicher, verunsicherter als Patienten mit anderen Krankheiten? Was ist an Krebs so besonders? In Großbritannien hat diese Frage zu beträchtlichen Diskussionen geführt.

---

* Der Beitrag von H. Goodare sowie die beiden Kommentare werden mit freundlicher Genehmigung des Fetzer-Instituts abgedruckt. Sie erschienen in: Advances: The Journal of Mind and Body Health 10 (2) (1994). Die Übersetzung erfolgte durch Frau B. Uher, Wien

Es wird keineswegs als selbstverständlich angesehen daß psychoonkologische Betreuung wünschenswert oder nötig ist; dennoch hat das King's Fund Consensus Statement on the Treatment of Breast Cancer aufgrund der Ergebnisse einer Konferenz, erstmals publiziert im „British Medical Journal", folgendes festgehalten: „Es ist wesentlich, daß Betreuung zur Verfügung gestellt wird." (King's Fund Forum 1986). Ebenso spricht sich Lesley Fallowfield, Senior Lecturer für Gesundsheitspsychologie am London Hospital, in seinem Artikel „Counseling for Patients with Cancer" („British Medical Journal") für Betreuung aus mit der Feststellung „es gibt viele Studien in der medizinischen Literatur, die das Auseinanderbrechen des sozialen Gefüges und die emotionale Verzweiflung beweisen, die durch Krebs ausgelöst werden" (Fallowfield 1988).

In verwandten Bereichen der Gesundheitsfürsorge, wie etwa bei Menschen mit HIV und Aids, wird psychologische Betreuung ebenfalls sehr befürwortet: „Psychologische Betreuung sollte in allen Phasen der Erkrankung geboten werden, von der Erstuntersuchung bis zur Sterbebegleitung und -betreuung" (Sims 1992). Daß Aids und Krebs viel gemeinsam haben, geht aus der von Sims angeführten Liste von Problemen, mit denen Aids-Patienten konfrontiert sind, hervor (1992):

- Der Schock, mit dem eigenen Tod konfrontiert zu sein.
- Verzweiflung und Hoffnungslosigkeit wegen fehlender kurativer Therapie.
- Angst hinsichtlich der Auswirkungen auf Familie und Freunde.
- Schmerz, betreffend gegenwärtige und zu erwartende Verluste.
- Zorn, „der Unglückliche" zu sein.
- Schuldgefühle: „Habe ich andere angesteckt?"
- Verlust des Selbstwertgefühls; Gefühl der Nutzlosigkeit.
- Soziale Isolation – tatsächlich oder angenommen.

Im Falle von Krebs beziehen sich die Schuldgefühle wohl auf die Frage „habe ich zu meiner Erkrankung beigetragen?" (z. B. durch Rauchen). Ansonsten sind Probleme im großen und ganzen bei Krebs- und Aids-Patienten identisch.

Während psychologische Betreuung jedoch bei HIV-Untersuchung obligatorisch ist, ist sie in Großbritannien Patienten, die vielleicht Krebs haben, nur selten zugänglich. Warum ist das so? Ich glaube, daß psychologische Betreuung für Aids-Patienten als eine Maßnahme des öffentlichen Gesundheitswesens betrachtet wird und außerdem als eine der wenigen positiven Interventionsmöglichkeiten zur Verbesserung der Qualität des noch verbleibenden Lebens.

Ein Problem bei der psychoonkologischen Betreuung liegt darin, daß die Erfolgsforschung in schädlicher Weise in die Auseinandersetzungen um das Überleben eingreift: Die (manchmal erhobene) Behauptung, daß psychologische Betreuung oder Psychotherapie das Leben des Patienten verlängern kann (z. B. Leshan und Gassman 1958, Spiegel et al. 1989), muß zwangsläufig die Feindschaft der orthodoxen Vertreter eines biomedizinischen Krankheitsmodells erregen. Die orthodoxe Ansicht wird durch die Tatsache untermauert, daß es keinen eindeutigen wissenschaftlichen Nachweis für die Art einer möglichen Beeinflussung der Immunitätslage durch psychologische Faktoren gibt. „Trotz einiger heldenhafter Bemühungen ist es bis jetzt noch niemandem gelungen, einen molekularen Pfad aufzuspüren, der das Immunsystem mit dem Gehirn verbindet" (Sharp und Parry-Billings 1992).

Ein kürzlich in „The Lancet" erschienener Kommentar (O'Boyle 1993) anerkennt den orthodoxen Standpunkt: „Die Anhänger von Descartes unter uns finden es ungeheuer schwierig, die Möglichkeit irgendwelcher psychologischer Einflüsse auf Krankheiten zu akzeptieren, die so offenkundig organisch bedingt sind wie Krebs. Daß hier eine Beziehung bestehen könnte, widerspricht völlig der medizinischen Standardlehre, wonach Krankheiten entweder ganz organisch oder ganz psychisch bedingt sind und zwischen diesen beiden genau unterschieden werden muß."

Der Kommentar geht dann jedoch auf eine Arbeit von Phillips et al. (1993) ein, in der der Einfluß des Glaubens an die chinesische Astrologie auf den Krankheitsverlauf untersucht wurde, und weist darauf hin, daß die Feststellung, daß Amerikaner chinesischer Abstammung früher sterben, wenn sie eine astrologisch „ungünstige" Kombination von Krankheit und Geburtsjahr aufweisen, wohl jenen Einhalt gebieten wird, die jeden Einfluß psychologischer Prozesse auf die Krankheit rundweg ableugnen.

Einerseits wurde wiederholt ein Zusammenhang zwischen streßverursachenden Ereignissen im Leben und herabgesetzter Immunfunktion beobachtet (Taché et al. 1979, Ramirez 1989, Tuormaa 1992, Guex 1993) und von Sir Henry Wotton (1568–1639) in seinem Gedicht „Epitaph für Sir Albert Mortons Gattin" klar vorweggenommen:

„Er starb als erster; sie versuchte eine Zeitlang ohne ihn zu leben, mochte es nicht und starb."

Andererseits bleibt ungeklärt, ob die Aufhebung von Streß – z. B. durch psychologische Betreuung – zu einer Verbesserung der Immunfunktion führt. Ebenso, im Hinblick auf den Einfluß von Glaubenssystemen auf Krankheitsprozesse, „müssen wir uns fragen, ob eine Form von kognitiver Verhaltenstherapie mit dem Ziel einer Änderung des Glaubenssystems zu einer Lebensverlängerung bei jenen Chinesen geführt hätte, die posthum von Phillips und Mitarbeitern untersucht wurden" (O'Boyle 1993).

Welche Art psychologischer Betreuung?

Wird nun psychologische Betreuung für angemessen erachtet, in welcher Form soll sie erfolgen? Art und Ziele dieser Betreuung können je nach Theorie über die Ätiologie des Krebses variieren.

Geht man davon aus, daß emotionale Faktoren eine Rolle bei der Krankheitsentstehung spielen, kann der Betreuer versuchen, diese Emotionen anzusprechen in der Hoffnung, daß seine Arbeit ein Rezidiv verhindern sowie an sich wertvoll sein kann.

Man kann andererseits die Auffassung vertreten, daß eigentlich auf Streß, traumatische Ereignisse, „prägende Entscheidungen" in der Kindheit, die emotionale Geschichte und Persönlichkeitsmerkmale eingegangen werden müßte; falls damit der Krankheitsprozeß angehalten werden kann, ist das ein Vorteil, nicht aber das vorrangige Ziel der Betreuung.

Lawrence LeShan nimmt eine etwas andere Position ein und bietet eine Methode zur „psychologischen Veränderung zwecks Mobilisierung des beeinträchtigten Immunsystems" an, bei der „die Suche nach der Pathologie und ihrer Wurzeln zweitrangig ist. Primär ist die Frage, was für diese eine Person ein sinnerfülltes und freudvolles Leben darstellt".

Sind Krebspatienten so viel verwundbarer oder verunsicherter als Menschen mit anderen Krankheiten, daß die Frage der psychologischen Betreuung so mit Krebs identifiziert wird? Was ist an Krebs so besonders?

LeShan (1989) schreibt: „Gewiß muß die Pathologie oft erforscht und ‚durchgearbeitet' werden. Sie ist jedoch im Zusammenhang zu sehen, als jener Prozeß, der die Erfassung und den Ausdruck des speziellen Liedes, das das Individuum im Leben zu singen hat, blockiert, als die Ursache für seinen oder ihren Verlust der Beziehung zu Begeisterung und Freude. Dies rückt sie in ein ganz anderes Licht, und der therapeutische Prozeß hat daher unterschiedlichen Charakter und unterschiedliche Ergebnisse."

LeShan bietet einige Fallbeispiele von Patienten, die nach dem Versagen herkömmlicher Therapien bemerkenswerte Remissionen erzielten, offensichtlich allein durch Psychotherapie (LeShan und Gassman 1988,

LeShan 1989). Trotz der überzeugenden Fallbeispiele von LeShan und anderen aus den letzten 40 Jahren wird die Erkenntnis, daß Psychotherapie den Krankheitsverlauf beeinflussen könnte, für gewöhnlich als unwahrscheinlich angesehen (Dean 1988, Lovestone und Fahy 1991). Zumindest „die Frage, ob psychotherapeutische Intervention das Überleben beeinflußt, ist ein offenes Buch" (Watson und Ramirez 1991).

Es muß hier festgehalten werden, daß der Patient immer das Recht hat, psychologische Intervention abzulehnen. LeShan (1989) erwähnt die rührende Geschichte einer Frau mit fortgeschrittener Krebserkrankung, die ihm erzählte, daß die Erkenntnis ihrer eigenen musikalischen Begabung ihren weniger talentierten Gatten zerstören würde „und das wäre das Ende unserer Ehe". Sie entschied sich dafür, auf dieses Thema nicht einzugehen. LeShan sagt „ich wußte nicht, wie ich ihre Bewertung dieser Situation erschüttern sollte".

Eine existentielle Einstellung würde das Recht des Patienten anerkennen, sich nicht zu ändern, wenn sie dies nicht könnten oder wollten (van Deurzen-Smith 1988). Weiters ist nach van Deurzen-Smith (1988) „Lebensberatung nicht auf Heilung der Menschen ausgerichtet".

Ein Zugang ähnlich jenem LeShans wird vom Psychotherapeuten Nira Kfir (vom Maagalim Psychotherapie-Institut in Tel Aviv) und dem Onkologen Maurice Slevin (Konsulent am St. Bartholomew's Hospital, London) beschrieben, die zeigen, wie Menschen mit Krebs „durch Verweigerung der Rolle des passiven Opfers zu Helden werden können, indem sie versuchen, ihren Kampf und Geist zum Erwerb von Wissen und Kraft zu nutzen und für sich selbst und andere neue Möglichkeiten zu eröffnen" (Kfir und Slevin 1991).

Das Konzept des „Kampfgeistes" ist auch ein Schlüsselelement im kognitiv-behavioralen Zugang, den Steven Greer und Kollegen am Royal Marsden Hospital vertreten. Ihre Forschungen, betreffend die geistige Anpassung von Menschen mit Krebs, führten zu einer Einteilung der Patienten in 4 Hauptgruppen: Kampfgeist, Verleugnung, stoische Akzeptanz, Hilflosigkeit/Hoffnungslosigkeit. In Verlaufsbeobachtungen über 5 bzw. 10 Jahre fanden die Forscher, daß „bei den Patienten der Gruppen Kampfgeist und Verleugnung eine signifikant höhere Wahrscheinlichkeit bestand, daß sie erstens noch am Leben und zweitens rezidivfrei waren als bei jenen der Gruppen stoische Akzeptanz und Hilflosigkeit/Hoffnungslosigkeit" – dies unabhängig von biologischen Prognosefaktoren (Moorey und Greer 1989).

Das erklärte Ziel der „adjuvanten Psychotherapie", wie sie von Greer

und Kollegen am Royal Marsden Hospital angeboten wird, ist daher die
Stärkung des Kampfgeistes. Ein Großteil der Arbeit, die auf einer kognitiven Theorie der Anpassung an Krebs beruht, ist darauf ausgerichtet, „den
Patienten von negativen Gedanken abzulenken, negative Überzeugungen
in Tests wegzubringen oder Gefühle der Eigenwirksamkeit aufzubauen".
Die Autoren geben selbst zu, daß diese Methode ihre Grenzen hat, da negative Emotionen „normale Reaktionen auf die schwere Belastung durch
eine lebensbedrohende Erkrankung darstellen", und fast sicher bei Patienten in der terminalen Phase absolut unangemessen ist. Beschäftigung
mit den existentiellen letzten Dingen wie „Tod, Freiheit, Isolation und
Bedeutungslosigkeit" (Yalom 1980) vertragen sich schlecht mit einer solchen Therapie, und es mag wichtig sein, auf diese Probleme einzugehen
(Spiegel 1991).

Praktisch erfolgt der Großteil der psychoonkologischen Betreuung
der Patienten in Großbritannien – wenn sie überhaupt im Rahmen des
staatlichen Gesundheitsdienstes angeboten wird – auf einer eng begrenz-
ten Basis. Sogar am Royal Marsden wird Greers „adjuvante Psychotherapie" nur in Form von 6–12 wöchentlichen Sitzungen durchgeführt: „Die
Anforderungen, die an onkologische Kliniken gestellt werden, lassen eine
verlängerte Psychotherapie nicht zu" (Moorey und Greer 1989). (Darüber
hinaus wird die psychologische Betreuung im Rahmen einer klinischen
Studie durchgeführt, d. h. nur die Hälfte der Patienten, die davon profitieren könnten, erhält diese Betreuung tatsächlich, der Rest ist einer
Kontrollgruppe zugeordnet.)

Eine weitere Form der psychologischen Betreuung, die im Rahmen
des staatlichen Gesundheitsdienstes zur Verfügung steht, ist die Krisenintervention. So sind etwa auf „Brustversorgung" spezialisierte Krankenschwestern in der Lage, Frauen mit Brustkrebs Hilfestellung zu geben, obwohl diese Schwestern selten über mehr als Grundkenntnisse in Betreuung
verfügen. Manchmal wird im Rahmen der Krankenhauseinrichtungen
von Gesundheitsexperten geleitete Gruppentherapie angeboten.

Wenn Betreuung durch das Krankenhaus bereitgestellt wird, folgt
diese meist einem medizinischen Modell, d. h. Unterweisung und Information stehen an erster Stelle. So ist z. B. die „Vorgangsweise in der Betreuung von Frauen mit Brustkrebs" nach Lesley Fallowfield (1991) wie
folgt:

1. Direktiv: Der Betreuer gibt Anweisungen.
2. Informativ: Versorgung mit Informationen.
3. Konfrontation: Bekämpfung nichthilfreichen Denkens.

4. Kathartisch: Erlaubt dem Patienten, auszudrücken ...

5. Katalytisch: Überlegungen anzustellen ...

6. Unterstützend: Gibt der Frau und – wenn nötig – ihrer Familie ehrliche, wertungsfreie, empathische Hilfe.

Die meisten psychologischen Betreuer außerhalb der Krankenhauseinrichtungen würden in umgekehrter Reihenfolge vorgehen, d. h. zuerst Mitgefühl, zuletzt – wenn überhaupt – Verhaltensmaßregeln.

Zusätzlich scheint es eines der Ziele dieses medizinischen Modells der Betreuung zu sein, Übereinstimmung mit der Behandlung herbeizuführen. Wieder Fallowfield:

Patient: „Was soll ich tun?"

Betreuer: „Es ist nicht meine Aufgabe, Ihnen das zu sagen; wir können nur einiges von dem, was Sie mir über sich erzählt haben, und einiges von dem, was ich über die verschiedenen Behandlungsmöglichkeiten weiß, durchgehen und dann eine Entscheidung treffen."

Ein Betreuer, der in medizinischer Umgebung arbeitet, mag auch versucht sein, über derlei Fragen an Stelle des Patienten Entscheidungen zu treffen. So stellt z. B. Fallowfield fest, daß das Medikament „Tamoxifen bei Mammakarzinompatientinnen äußerst wirksam ist, sowohl hinsichtlich der Verlängerung der Überlebenszeit als auch bezüglich der Verbesserung der Lebensqualität, dies ohne die unerträglichen Nebenwirkungen einer Chemotherapie mit Zytostatika oder einiger anderer Steroidhormone" (Fallowfield 1990). Nichtsdestoweniger wurde die Toxizität von Tamoxifen gerade kürzlich erst in der Fachpresse heftig diskutiert, und wo als Nebenwirkungen Verlust des Höhenregisters bei einer Sängerin (Goodare 1992) oder ernste Schädigung der Retina (Bentley et al. 1992) auftreten, dort muß die Bewertung durch die Patientin ausschlaggebend für die Anwendung der Substanz sein. Die Aufgabe des Betreuers ist es, die Patientin zu bestärken, nicht für sie die Entscheidung zu treffen. „Einiges von dem (was der Betreuer weiß) über die verschiedenen Behandlungsmöglichkeiten" wie Fallowfield (1991) schreibt, ist vielleicht nicht umfassend genug.

Eine Betreuungsform, die den traditionellen Modellen einer Psychotherapie eher entspricht, ist die folgende von Gordon et al. (1980):

1. Den Patienten zu gestatten, ja sie zu ermutigen, ihre Gefühle auszudrücken.

2. Den Patienten Sicherheit und verbale Unterstützung zu geben.

3. Den Patienten zu helfen, ihre eigenen Gefühle zu klären, und ihre

Gedanken, Gefühle und Verhaltensweisen in mehr psychodynamischer Hinsicht zu interpretieren.

4. Die Patienten zu ermutigen, auf ihre Umgebung Einfluß zu nehmen, z .B. sie aufzufordern, mit dem medizinischen Personal und ihrer Familie zu sprechen und Fragen zu stellen.

5. Die früheren und/oder gegenwärtigen Lebensumstände der Patienten abzuklären und

6. indirekte Unterstützung zu geben, indem man den Patienten zuhört und mit ihnen über Ereignisse plaudern, die mit ihrem Gesundheitszustand nichts zu tun haben.

„Sicherheit" in Punkt 2. und „Plaudern" in Punkt 6. wird manchen die Augenbrauen hochziehen lassen, es ist jedoch anzumerken, daß „erzieherische" Ziele hier nicht mit Betreuung vermischt werden; sie werden tatsächlich getrennt angegeben.

Welcher Typ von Betreuer?

Die Krankenschwester zur Betreuung von Brustkrebspatientinnen wurde schon erwähnt. Die Dienste, die sie anbietet, sind bei Watson et al. (1988) angeführt: (1) emotionelle Hilfestellung und Erleichterung der Anpassung, (2) Information über den körperlichen Zustand, und (3) praktische Ratschläge betreffend Brustprothesen. Wie die Autoren betonen, meint nur der Punkt (1) Betreuungstätigkeit im eigentlichen Sinn.

Macmillan Krankenschwestern (onkologisch spezialisierte Schwestern, die vom Cancer Relief Macmillan Fund ausgebildet und finanziert werden) helfen ebenfalls Krebspatienten; auch sie bieten den Patienten „Rat, Führung, Information und Gelegenheit, ihre Ängste auszusprechen" (Bullen 1992). Es werden jedoch oft Kenntnisse in Betreuung benötigt: „Es bedarf oft der Zeit und großen Geschicks, um diesen Menschen zu helfen, ihre Gefühle wieder in eine Perspektive zu bringen und ihre eigenen Bewältigungsstrategien zu entwickeln" (Bullen 1992).

Andere Personen, die sich mit der Betreuung von Krebspatienten befassen, sind psychiatrisch geschulte Krankenschwestern, Psychologen und Psychiater. Es scheint jedoch, daß viele, die solche Betreuung anbieten, ohne entsprechende Ausbildung und Supervision arbeiten. Roberts und Fallowfield fanden, daß weniger als 20 % eine formale Qualifikation in Betreuung oder Psychotherapie haben (1990).

Sogenannte freiwillige Besucher (selbst Patienten in Remission) tragen zum Gesamtbild bei. Sie erhalten eine Kurzausbildung im Zuhören, dürfen sich jedoch nicht Betreuer nennen.

Werden sie sinnvoll eingesetzt als ein Teil des medizinischen Teams, erfahren sie Unterstützung und Supervision , können sie eine nützliche Rolle spielen (Euster 1979), obwohl sie den Professionellen nicht immer willkommen sind (Fallowfield 1991). Die British Association for Cancer United Patients (eine karitative Organisation, die Information und Unterstützung durch Krebskrankenschwestern via Telefon anbietet) bedient sich ebenfalls freiwilliger Betreuer, die individuelle Kurzzzeitbetreuung in London durchführen. Diese absolvieren ein kurzes Trainingsprogramm, gefolgt von laufender Evaluierung, Weiterbildung und Supervision (Herbert 1989).

Eine weitere Möglichkeit besteht in Gruppenbetreuung, entweder im Rahmen klinischer Institutionen oder unabhängig.

Da Patienten schnell erkennen, daß ihre Sorgen ihnen allen gemeinsam sind, ist die größte Hilfsquelle die Gruppe selbst. Durch den Erfahrungsaustausch verlieren die Betroffenen das Gefühl der Isolation und Fremdheit. Es besteht ein Gefühl des Zusammenarbeitens an gemeinsamen Problemen, und die gefühlsmäßige Bindung ist sehr stark (Euster 1979).

Vielen Patienten steht jedoch kein Betreuungsangebot seitens der onkologischen Abteilung des Krankenhauses zur Verfügung und sie müssen daher anderswo Hilfe suchen.

Welche Art von Forscher?

Wer sind die Menschen, die sich der Forschung auf diesem Gebiet widmen? Daß es häufig die Therapeuten selbst sind, die die Erfolgsauswertung betreiben, löst ein gewisses Unbehagen aus (selbst wenn dies aufgrund der fehlenden finanziellen Unterstützung verständlich sein mag). So war z. B. bei der Auswertung eines Betreuungsservice für Brustkrebspatientinnen durch Spezialkrankenschwestern eine der Autorinnen jene Betreuungspflegerin, deren Arbeit evaluiert wurde (Watson et al. 1988). In einer früheren Publikation hatte die Hauptautorin Watson (1983) selbst auf diesen offensichtlichen Interessenkonflikt hingewiesen: „Methodisch ist dies eine schwerwiegende Beeinträchtigung, da es schwierig ist, bei einer Studie, an deren Erfolg so offenkundiges persönliches Interesse besteht, Voreingenommenheit auszuschließen."

Eine ehrgeizigere Studie, der Versuch von Greers Arbeitsgruppe, „die Wirkung adjuvanter Psychotherapie auf die Lebensqualität von Krebspatienten zu bestimmen" (Greer et al. 1992), muß sich ebenfalls diese Kritik gefallen lassen: zwar wurden die Eingangsfragebögen der Patienten, betreffend die psychosoziale Anpassung an die Krebskrankheit, von Mitgliedern der Arbeitsgruppe, die nicht an der Therapie beteiligt waren, ausgewertet, die drei Hauptautoren der Studie waren jedoch die Therapeuten, deren Arbeit evaluiert werden sollte. Auch eine weitere Untersuchung, jene von Eysenck und Grossarth-Maticek (1990), in der gesunde, jedoch „krebsanfällige" Personen mit „kreativer Innovations (sic)-Verhaltenstherapie behandelt wurden, wurde aus eben diesen Gründen heftig kritisiert, daß nämlich der Auswerter gleichzeitig der Therapeut war: „Es ist auffallend, daß die gesamte Individual- und Gruppentherapie von Professor Grossarth-Maticek durchgeführt wurde" (Pelosi und Appleby 1992).

Aus vielen Berichten geht nicht klar hervor, ob die Autoren gleichzeitig auch die Therapeuten waren, die Frage, ob dies tatsächlich der Fall war, bleibt offen. Manchmal ist jedoch das Können oder die Persönlichkeit des Therapeuten weniger wichtig als der therapeutische Prozeß selbst. Eine randomisierte prospektive Studie von David Spiegel, Joan Bloom und Irvin Yalom über den Krankheitsverlauf bei Gruppenunterstützung für Patienten mit metastasiertem Krebs ergab, den Autoren zufolge, „den objektiven Nachweis, daß eine unterstützende Gruppenintervention bei Patienten mit metastasiertem Krebs psychologische Vorteile bringt" (Spiegel et al. 1981). Jede Gruppe hatte zwei Leiter, „einen Psychiater oder Sozialarbeiter sowie eine Betreuerin, die selbst an Brustkrebs (nun in Remission) gelitten hatte". Da nun zwischen den von verschiedenen Leitern geführten Gruppen keine signifikanten Unterschiede feststellbar waren, läßt dies nach Meinung der Autoren darauf schließen, daß „das Ergebnis viel eher auf den Therapieprozeß selbst als auf den beruflichen Hintergrund des Leiters zurückzuführen ist". Im Hinblick auf Gruppentherapie ist dies ein interessanter und wichtiger Punkt, für Individualtherapie gilt dies vermutlich weniger.

Weitere Fragen stellen sich nach der Finanzierung der Forschung. Während der Vorbereitung dieses Artikels zum Druck (Jänner 1994) hat sich in Großbritannien eine neue Entwicklung dieser Kontroverse ergeben, und zwar aufgrund des Berichtes über das Überleben von Brustkrebspatientinnen, die das Bristol Cancer Help Centre besuchten, wo Betreuung zusammen mit anderen Therapien angeboten wird.

Ein in „The Lancet" (Bagenal et al. 1990) erschienener Zwischenbericht, der auch in den Medien breite Publizität erfuhr, zeigte angeblich, daß es den Patientinnen, die das Center besuchten, schlechter erging als jenen, die nur herkömmliche Behandlung erhielten. Zwei Monate später wurde zwar anerkannt, daß der Bericht fundamentale methodische Mängel aufwies, insofern gleiches nicht mit gleichem verglichen wurde, die Untersuchung war damit jedoch noch nicht sofort erledigt; sie erhielt für ein weiteres Jahr finanzielle Unterstützung seitens zweier bedeutender karitativer Krebsorganisationen, dem Imperial Cancer Research Fund und der Cancer Research Campaign, bis sie nach Protesten der Probanden selbst abgebrochen wurde (Bourke und Goodare 1991).

Während dieser Artikel in Druck geht, hat nun die Charity Commission, ein Gremium, das alle registrierten karitativen Einrichtungen in Großbritannien überwacht, gerade die Ergebnisse der über Ersuchen der betroffenen Frauen durchgeführten Untersuchung des Vorgehens der karitativen Krebsfonds in dieser Angelegenheit veröffentlicht. Dieser Bericht (Charity Commission 1994) stellte fest, daß die karitativen Fonds „ihre Namen für die Veröffentlichung von Forschungsergebnissen liehen, ohne sicherzustellen, daß diese auch eine solide Grundlage hatten" und daß „ihre Kontrollmechanismen betreffend diese Forschung nicht ausreichen, um die widmungsgemäße Verwendung der an unabhängige Forscher vergebenen Fondsmittel sicherzustellen".

In Großbritannien spielen auch Research Ethics Committees (Ethikkommissionen) eine Rolle in der Genehmigung der Forschungsvorhaben und, damit verbunden, auch der Forscher selbst. Die Richtlinien des Gesundheitsministeriums betreffend die Mitgliedschaft in solchen Komitees werden häufig nicht eingehalten, da Spitalsärzte überrepräsentiert und die wenigen echten Laien unterrepräsentiert sind (Neuberger 1992). Das bedeutet, daß die Meinung der gewöhnlichen Laien selten zum Ausdruck kommt oder bei der Studienplanung berücksichtigt wird.

Was sind die Bewertungskriterien?

Die Bewertung der Ergebnisse der Betreuung variiert stark, nicht nur im Bereich der Onkologie. Oatley fand aber in seiner Übersicht über Studien zum Erfolg von Betreuung, daß „die meisten etablierten Therapien in ihrer Wirksamkeit weit über einem Placeboeffekt liegen. Sie tun dem Patienten auf vielerlei Wegen gut, manche davon sind meßbar" (Oatley 1984).

Bei der Betreuung von Krebspatienten scheinen manche Forscher an der Messung der Anpassung an die Krankheit oder an der geänderten körperlichen Erscheinung interessiert zu sein (Watson et al. 1988, Maguire et al. 1983). Einige messen die psychische Niedergeschlagenheit (Maguire et al. 1980, Greer et al. 1992) oder halten psychosoziale Probleme fest (Gordon et al. 1980). Wieder andere wenden sich zunächst „den Problemen der terminalen Erkrankung" zu (Spiegel et al. 1981) und untersuchen dann das Überleben (Spiegel et al. 1989). Andere hingegen interessieren sich vielleicht für besondere psychosomatische Aspekte der Betreuung von Krebspatienten und deren Auswirkungen auf Wachstumsrate und Entwicklung von Neoplasmen (LeShan und Gassman 1958).

Die Einrichtung eines Krebsbetreuungsservice in Großbritannien durch die British Association for Cancer United Patients wird von Herbert (1989) beschrieben. Es wurde festgestellt, daß die Patienten in der Regel an bis zu 4 Sitzungen teilnahmen, die Angehörigen an bis zu 8.

Die Betreuer fanden, daß Krebs für viele Menschen die Funktion eines Katalysators hatte. Die Erkrankung motivierte sie dazu, Beratung zu suchen, viele kamen jedoch mit bereits bestehenden Problemen, Ehe, Familie, Arbeit etc. Es war daher sehr wichtig für die Betreuer, das Hauptgewicht immer wieder auf die Krebserkrankung zu legen. In vielen Fällen wurde klar, daß der Krebs nicht das Hauptproblem darstellte; diesen Patienten wurde empfohlen, sich an Organisationen zu wenden, die auf das jeweils besondere Problem spezialisiert waren.

Aus diesem Modell der Krebsbetreuung geht klar hervor, daß die Krebserkrankung im Mittelpunkt des Interesses steht, nicht der Patient in seiner Gesamtheit. Unter diesen besonderen Gegebenheiten, d. h. mit ehrenamtlichen Betreuern mit nur begrenzter Ausbildung, ist es jedoch verständlich, daß es nicht das Ziel ist, eine umfassende Betreuung anzubieten. Greer und Kollegen geben zu, daß ihr Kurzprogramm „unzureichend war, um so komplexe Gebiete wie Ehe-, Sexual- und zwischenmenschliche Beziehungen zu beeinflussen" (Greer et al. 1992).

Im allgemeinen scheinen nur wenige Krebsbetreuer, vielleicht aus Zeit- und Geldgründen, an jenen Hauptgebieten interessiert zu sein, auf die sich Betreuer in einem nichtmedizinischen Umfeld konzentrieren – das heißt, „dem Patienten Möglichkeiten zu einem befriedigenderem und erfüllterem Leben zu eröffnen" (British Association for Counselling: Code of Ethics) oder zu einer besseren Bewältigung von Problemsituationen zu verhelfen (Egan 1990 – interessanterweise zieht Egan den Fall eines Krebspatienten in der terminalen Phase zur Erläuterung dieses Punktes heran); weil die Betreuer der Krebspatienten sich vor allem auf die Krankheit konzentrieren, entsteht auch zwischen ihnen und den Patienten kaum eine spezifische Beziehung. Die British Association for Counselling hält jedoch fest (1989), daß die Betreuung „dem Patienten stets zur Verfügung steht".

Bei der Auswertung der Ergebnisse ist die Meinung der Patienten in Rechnung zu stellen, was bei Patienten im terminalen Stadium besonders schwierig ist, da sie in diesem Fall nur bis zu einem bestimmten Punkt erhoben werden kann, und man hinsichtlich eines möglichen Nutzens der Betreuung für den Patienten auf Bewertungen „von außen" angewiesen ist. Wie können wir das tatsächlich beurteilen?

Egan berichtet von einem Mann, der „wie vom Blitz getroffen war, als ihm der Arzt eröffnete, daß er Krebs im Endstadium habe. Er war erst 52 Jahre alt; der Tod konnte nicht unmittelbar bevorstehen. Er glaubte es nicht, hatte Gefühle von Bitterkeit, Zorn, Depression". Er sprach mit einem Geistlichen und dann mit einem Betreuer.

Mit deren Hilfe lernte Fred allmählich mit dem Problem seines baldigen Todes umzugehen. Er festigte seine religiösen Überzeugungen, regelte seine Angelegenheiten, lernte allmählich seiner Familie Lebewohl zu sagen … unterstützt von seiner Familie und den Hospizangestellten bewältigte er den Prozeß des Sterbens viel besser als er es ohne deren Hilfe geschafft hätte (Egan 1990).

Notwendigerweise kommt hier die Bewertung („viel besser") von einem Beobachter.

Meine eigene Arbeit illustriert dasselbe Thema. Eine 45jährige Frau mit Rezidiv bat um Hilfe hinsichtlich ihrer Ehe. Nach 12 Sitzungen hatte sich diese Beziehung stark verbessert, der Gatte war seiner Frau eine große Hilfe. Während unserer Arbeit war die Patientin auch mit Fragen des körperlichen Verfalls und Todesfurcht konfrontiert, das zentrale Problem war jedoch die Beziehung zu ihrem Gatten. Sie „fanden wieder zueinander", und sie erreichte auch ein weiteres Ziel – das Angebot eines Arbeitsplatzes; kurze Zeit später erlitt sie jedoch einen plötzlichen Rückfall und starb.

Um den alten Medizinerscherz zu zitieren, „Operation gelungen, Patient tot". Diese beiden Todesfälle in vergleichsweise jungen Jahren müssen den Betreuer sehr traurig stimmen; seine Arbeit hat jedoch offensichtlich das erklärte Ziel erreicht.

Die Betreuung hat vielleicht auch eine weitere Dimension, da ein Todesfall ja die ganze Familie betrifft: unter diesen Umständen können die Betreuer diese systemischen Zusammenhänge ihrer Arbeit übersehen, auch wenn sie nicht besonders gebeten werden, der Familie zu helfen (Linn et al. 1981).

Elisabeth Kübler-Ross (1970) merkt an, daß Sitzungen mit todkranken Patienten notwendigerweise „unregelmäßig in Zeit und Häufigkeit sind. Sie werden individuell abgehalten, je nach physischem Zustand des Patienten und seiner Fähigkeit und Bereitschaft, zu einem bestimmten Zeitpunkt zu sprechen; sie beinhalten oft Besuche von nur ein paar Minuten bei ihnen (den Patienten), nur um zu zeigen, daß wir auch dann da sind, wenn sie nicht sprechen wollen. Wenn der Patient sich schlechter fühlt und größere Schmerzen hat, erfolgen sie sogar häufiger und nehmen mehr die Form schweigender Kameradschaft als verbaler Kommunikation an".

Der Versuch, den Wert solcher Sitzungen bestimmen zu wollen, erscheint irrelevant, ja sogar unverschämt.

Viele Betreuer in einem medizinischen Umfeld haben nur die Ermöglichung besserer Bewältigungsstrategien im Auge: der Erfolg wäre dann meßbar, in Form von Schmerzkontrolle oder Reduktion von Übelkeit und Erbrechen (de Haes et al. 1990). In einem Artikel im „British Medical Journal" messen Greer und Kollegen (1992) Angst und Depression, psychische Anpassung an Krebs und psychosoziale Anpassung an die Krankheit ebenso wie physische und psychische „Symptome", und ihre Untersuchungen werden deutlich verbessert durch Messung dieser verschiedenen Parameter für den psychischen Leidensdruck über 4 Monate. Obwohl die „adjuvante Psychotherapie", die hier geboten wird, ein „kurzes, problemfokussiertes, kognitives Verhaltenstherapieprogramm" ist (und viele Betreuer würden 4 Monate für einen eher kurzen Arbeitszeitraum halten), zog daraufhin ein Brief im Journal diesen Bericht zur Untermauerung des allgemeinen Wertes von Betreuung heran.

Steven Greer und Kollegen legen weitere überzeugende Beweise vor, um darauf hinzuweisen, daß eine große Zahl von Patienten mit der Diagnose Krebs an psychischen Problemen leiden, die offenkundig mit Psychotherapie behandelbar sind. Angesichts der überwältigenden empirischen Beweise für die psychologischen Aspekte der Bewältigung des Krebsproblems im Hinblick auf Lebensqualität, erscheint nun die Frage berechtigt, warum diese Praxis nicht routinemäßig bei der Krebsbehandlung durchgeführt wird (McHugh und Lewis 1992).

Ich möchte nur hinzufügen, daß der Brief die Frage aufwirft, welche Art von „Behandlung" angemessen ist und sich eher auf „Krebsmanagement" als auf existentielle Fragen konzentriert. Ein Persönlichkeitswandel ist jedoch selbst im Angesicht des Todes möglich. Yalom (1980) verwendet Material von Tolstoi, um zu erläutern, wie „der Tod einen radikalen Persönlichkeitswandel auslösen kann", der tiefgreifend verändernd wirkt und „kaum anders zu beschreiben ist als ein Wachsen der Persönlichkeit".

Was nun die Evaluierung angeht, wurde die Betreuung von Krebspatienten als eine „Anpassung" an den Krebs betrachtet, als Linderung der Symptome, Gewöhnung an körperliche Veränderung, Verbesserung der Lebensqualität, weniger als das Erfassen von Fragen von Leben und Tod. Warum das so ist, ist leicht zu erkennen: eine Messung der Ergebnisse ist relativ einfach, wenn es sich um die Einschätzung von z. B. Angst, Depression, psychosozialer Anpassung handelt, für die ein Instrumentarium zur Verfügung steht (Zigmond und Snaith 1983, Bloom 1982), während „die wesentlichen Punkte existentieller Therapie dergestalt sind, daß die Methodik empirischer Forschung oft nicht anwendbar oder nicht geeignet ist" (Yalom 1980).

Wenn es um die Messung der Lebensqualität geht, machen sich die Forscher in ihrer Sorge um die statistische Aussagekraft oft nicht klar, was für den Patienten wichtig ist. In ihrer Arbeit „Bestimmung der Lebensqualität: können wir es einfach machen?" sprechen Cox et al. (1992) diese Frage ausdrücklich an. Sie beginnen den Abschnitt „Darstellung und Interpretation von Schlußfolgerungen" mit der Aussage: „Einfache, genaue und einleuchtende Darstellung von Schlußfolgerungen ist das Ziel, um so die Herstellung von Verbindungen der Ergebnisse ähnlicher Studien zu erleichtern, und die Verwendung der Ergebnisse zur Entscheidungsfindung durch Kliniker und Patienten." Sie fahren aber fort, „es ist wichtig, sich bei jeder Entscheidung, bei der es um widerstreitende Zielsetzungen wie Lebensqualität und Überlebenszeit geht, nach der Bewertung durch den Patienten zu richten".

Die „Lebensqualität" enthält immer ein spirituelles Element, das kaum eindeutig festgelegt werden kann. Manche Menschen werden das Hören höher einschätzen als das Sehen, die Möglichkeit, Bücher zu lesen, höher als körperliche Mobilität, und so weiter. Wenn man jedoch dem Patienten die Auswahl seiner Kriterien für Lebensqualität überläßt, kann der Forscher kaum fehlgehen.

Wie soll man Erfolge messen?

„Die Evaluierung ist nicht leicht. Die Fragen nach einer zweckdienlichen Versuchsanordnung und einem geeigneten Maßstab für den Erfolg sind

von einer für alle befriedigenden Beantwortung noch weit entfernt"
(Oatley 1984). Nichtsdestoweniger wird die Randomisierung bei der
Versuchsanordnung „kaum mehr in Frage gestellt", und „man kann
vernünftigerweise annehmen, daß sie ein Rolle bei der Bewertung von zur
Förderung eingereichten Studien spielt" (Brewin und Bradley 1989).
Darüber hinaus „bergen unkontrollierte Studien die Gefahr, ein verzerr-
tes Bild der Therapie zu liefern, besonders in den Händen sorgloser,
überenthusiastischer oder skrupelloser Forscher" (Pocock 1983).

Wie auch immer die Untersuchung angelegt ist, für eine Erfolgsmes-
sung ist es zunächst erforderlich, die psychosoziale Situation des Patienten bei Eintritt in die Untersuchung festzuhalten. Hierfür wurden unterschiedliche Instrumente entwickelt. Greer et al. (1992) schreiben „Vorsicht
ist bei der Verwendung von Fragebögen bei Krebspatienten geboten,
welche für psychiatrische Patienten entwickelt wurden", weil somatische
Phänomene ebenso Symptome von Krebs oder dessen Behandlung sein
können wie für z. B. Depression (Endicott 1984). Ein speziell ausgear-
beitetes Instrumentarium ist daher geeigneter.

Dies sind jedoch komplizierte Fragen. Man denke an die von Greer
und Watson (1987) ausgearbeitete Skala betreffend psychische Anpassung
an Krebs. Diese Skala beruht auf Forschungsarbeiten von Greer und Kollegen (Pettingale et al. 1985), die zu zeigen schienen, daß „Kampfgeist"
auf eine bessere Prognose hinweist als andere psychische Einstellungen;
das ausdrückliche Ziel der von Greer angebotenen Therapie ist es, diesen
Geist zu stärken (Moorey und Greer 1989). Diese Argumentation bewegt
sich im Kreis.

Ein weiteres Problem ist die Aussagekraft des Instrumentariums selbst.
Im vorliegenden Falle wurde die ursprüngliche Skala z. B. modifiziert
durch Einbeziehung der Kategorie „ängstliche Besorgnis", die - wie die
Autoren vorschlagen – eine pathologische Reaktion auf die Diagnose Krebs
darstellt (Greer und Watson 1987). Erscheinungen, die vermutlich auf
„ängstliche Besorgnis" hinweisen, sind u. a. (Watson et al. 1989):

1. Ich habe etwas getan, von dem ich glaube, daß es meinen Gesundheitszustand verbessert, z. B. meine Ernährungsgewohnheiten um-
gestellt.

19. Ich würde gerne mit anderen Betroffenen in Kontakt treten.

29. Ich versuche, soviel Information wie möglich über Krebs zu bekommen.

Der Charakterisierung dieser Erscheinungen als Hinweis auf „ängstliche Besorgnis" werden sicher nicht alle zustimmen. So manche werden

eine Umstellung der Ernährung als positiven Schritt in die richtige Richtung betrachten (Holm et al. 1993); und daß Gruppenarbeit von Nutzen sein kann, haben Spiegel et al. (1981, 1989) gezeigt. Spiegel sagte jüngst tatsächlich in einem Interview: „Das Gefühl, im selben Boot zu sitzen, ist bei der Auseinandersetzung mit Schwierigkeiten eine starke Sache" (Moyers 1993).

Wenn wir uns weiters die Kategorie „Fatalismus" oder „stoische Akzeptanz" ansehen – die ebenfalls als möglicherweise pathologische Reaktionen auf Krebs bezeichnet werden – und daraus schließen, daß „ich lege mein Schicksal in Gottes Hand" gleichermaßen auf eine fatalistische Haltung hinweist (Watson et al. 1989), sagt mehr über die Haltung der Forscher zur Religion als über die Anpassung des Patienten zu Krebs aus.

Was die Lebensqualität angeht, so wird diese, nach Clark und Fallowfield (1986), fast ausschließlich nach der Karnofsky-Skala, d. h. nach dem rein physischen Zustand, gemessen. Wie die Autoren aber schreiben, „die häufige Anwendung sagt nicht über die Eignung aus und diese Skala, durchaus nützlich zur Bestimmung des körperlichen Gesundheitszustandes, erlaubt keine zufriedenstellende Einschätzung der Lebensqualität".

Es wird also auch wichtig sein, Daten, betreffend Typ und Stadium der Erkrankung sowie die Art der Krebstherapie, zu erheben, besonders wenn das Überleben ein Erfolgskriterium ist. Dabei ist die Kenntnis und Zulässigkeit aller unterschiedlicher Prognosefaktoren entscheidend (Stoll 1979), und eine Studie, die diese außer acht läßt, fordert Kritik heraus (z. B. Bagenal et al. 1990).

Ethische Fragen

Akzeptiert man Randomisierung, stellen sich ethische Fragen. Ist es gerechtfertigt, einer Kontrollgruppe Therapie zu versagen? Wenn das der Fall ist, fragen Greer et al. (1992), „welche Vorkehrungen werden für Patienten in der Kontrollgruppe, die wegen Selbstmordgefährdung oder schwerer psychischer Erkrankung psychiatrischer Behandlung bedürfen, getroffen?"

Dieses Problem hat zu beträchtlichen Auseinandersetzungen geführt. David Spiegel (1991) sagte in seinem Bericht über seine Arbeit mit Patientinnen mit metastasiertem Mammakarzinom „es ist bemerkenswert, daß wir keinerlei psychologische Variablen in Verbindung mit der Überlebenszeit fanden. Nur die Teilnahme an der (Stütz-)Gruppe schien einen Unterschied zu machen". (So viel zum „Kampfgeist" und ähnlichen psychologischen Charakteristika.) Er fuhr dann fort: „Ich habe diese Ergebnisse nicht erwartet – daß psychologische Faktoren den Verlauf einer Krankheit wie des Mammakarzinoms beeinflussen könnten ... Aber nun bin ich überzeugt, daß die Überlebenszeiten in den beiden Gruppen nur dem zuzuschreiben sind, was in der Therapie passierte."

Lawrence LeShan stellte dann zur Diskussion, daß die längere Überlebenszeit der Patientinnen in der Studie nicht auf die Intervention selbst zurückzuführen sei, sondern darauf, daß diese Intervention der Kontrollgruppe verweigert wurde (LeShan 1991). Er vertrat auch die Ansicht, daß randomisierte Studien nicht essentiell für die Erprobung psychosozialer Intervention seien, und schlug mehrere alternative Versuchsansätze vor (die ihrerseits wieder von anderen Kommentatoren kritisiert wurden). LeShan schreibt:

Man könnte die Therapie allen Patienten, die sie wünschen, zukommen lassen, und dann die Überlebensraten auf der Grundlage von (1) veröffentlichten Überlebensraten von Patienten mit identer Diagnose und identem Zustand oder (2) den Überlebensraten ähnlicher Spitäler aus den Jahren vor und nach der Studie. Oder man könnte die Überlebensraten von Gruppen, die unterstützende Gruppentherapie erhielten, mit jenen von Patienten in Individualtherapie vergleichen, etwa von Gruppen mit längeren und selteneren Treffen gegen Gruppen mit kürzeren, dafür aber häufigeren Zusammenkünften.

Oatley (1984) zeigt einen anderen Weg auf, indem er die Kontrollen einer Warteliste zuweist.

LeShan weist weiters darauf hin, daß bei der Auswertung eines Chemotherapieprotokolls die Anwendung von Placebos möglich ist. „Dies ist hingegen bei der Evaluierung der Wirkung von psychosozialer Intervention nicht machbar", was weitere Probleme für Studienplanung und natürlich Randomisierung aufwirft.

In der Tat wurde die ethische Vertretbarkeit der Randomisierung bei Studien, betreffend die Betreuung von Krebspatienten, heftig in Frage gestellt, weniger von den Forschern als den Patienten selbst. Zur Unsicherheit trägt bei, daß die Prinzipien der informierten Zustimmung, wie sie als Folge der Prozesse gegen die Naziärzte, die während des 2. Weltkrieges an den Häftlingen in den Konzentrationslagern experimentiert hatten, im Nürnberger Kodex festgelegt wurden, keineswegs immer eingehalten werden.

Eine Frau mit Mammakarzinom, Evelyn Thomas, als Lektorin für Biologie an der Offenen Universität mit den Prinzipien kontrollierter randomisierter Studien bestens vertraut, mußte zu ihrer Bestürzung feststellen, daß sie ohne ihr Wissen und ihre Zustimmung in zwei klinische Studien einbezogen worden war, eine davon eine Studie mit adjuvanter Chemotherapie, die andere mit Betreuung vs. ohne Betreuung. „Für die zweite Studie hieß das, daß sie ohne Betreuung blieb, um das unmittelbare Trauma der Mastektomie zu überwinden, nur um ihre ‚psychische Anpassung‘ mit jener von Patienten, die sehr wohl betreut wurden, vergleichen zu können" (Raphael 1988). Wie Raphael betont, „das Zurückhalten von Informationen die Studien betreffend hat diese wohl auch abgewertet. Man hat vergessen, daß Menschen - im Gegensatz zu Labortieren – sich bewegen und miteinander sprechen können".

Eine andere Patientin schrieb über Mammakarzinomstudien: „Kontrollierte randomisierte Studien lassen aufgrund ihrer unpersönlichen Anlage einen, der für die Heilung wichtigsten, Faktoren außer acht – Vertrauen. Die stärkere Betonung des Zufalls gegenüber der bewußten Entscheidung mag zu den negativen Gefühlen des Patienten beitragen" (Thornton 1992).

Während jedoch der Vergleich mit einem Basiswert, wie von LeShan vorgeschlagen, durchaus brauchbar sein mag für die Auswertung der Ergebnisse im Hinblick auf die Überlebenszeit, so ist in bezug auf Bewertung der Lebensqualität schwer vorstellbar, wie eine Studie ohne Kontrollgruppe durchgeführt werden könnte. Linn et al. (1981) stellen in ihrer sorgfältigen Studie über die Betreuung von Krebspatienten im Spätstadium fest:

Wäre die Wirksamkeit von Betreuung schon schlüssig nachgewiesen, hätten wir natürlich keine kontrollierte Studie durchführen können. Wir sagten den Patienten ehrlich, wir wüßten nicht, welche Auswirkung die Betreuung auf die Qualität und Länge der Überlebenszeit haben würde.

Ein anderes mögliches Problem ergibt sich, wenn jemand, dem eine Therapie aus Gründen der Randomisierung vorenthalten wird, diese Therapie anderswo sucht, wenn er sie zu brauchen meint. Das führt zu weiteren psychosozialen Variablen, da am ehesten jene Menschen Betreuung erhalten werden, die sie sich leisten können (wenn sie nicht im Rahmen durch das Erstversorgungsteam im Rahmen des staatlichen Gesundheitswesens geboten wird, wie im unten angeführten Beispiel).

Die Rolle der Patienten selbst in der Auswertung der Betreuung und anderer Formen ergänzender Versorgung, ist ein wichtiger Faktor in der Auswertung der Wirkung und doch wird gerade diese Evaluierung kaum beachtet. Eine Ausnahme bildet da die Arbeit von Geraldine Pettersson

(1992), eine Studie qualitativer Forschung, die über „in die Tiefe und ins Detail gehende Gesichtspunkte" über die Erfahrungen mit Betreuung aus der Praxis des praktischen Arztes berichtet. Pettersson stellte fest, daß „von Betreuung oder anderen Formen von Therapie oder Unterstützung, die im Rahmen der Versorgung im Spital angeboten werden, seitens der Patienten kein Gebrauch gemacht wird." Der Grundsatz, daß das staatliche Gesundheitswesen Betreuung bereitstellen sollte, wurde jedoch von jener Gruppe unterstützt, der aus finanziellen Gründen kaum private Betreuung zugänglich war.

In dieser Studie war es anscheinend die Art der im Spital angebotenen Betreuung, die die Patienten nicht mochten und sie daher lieber Betreuung in Verbindung mit Besuchen beim praktischen Arzt suchen ließ. Krebspatienten beschweren sich im allgemeinen darüber, daß das ärztliche Gespräch schlecht geführt wird. Pettersson schreibt: „Einige Teilnehmer beschrieben, wie die Information über ihren Gesundheitszustand oder den ihrer Partner/Angehörigen in einem Krankenhausambiente ohne ausreichende Rücksichtnahme auf die emotionalen Auswirkungen gegeben wurde. Sie sprachen von der Information auch als „Bombentreffer", „niederschmetternd", „der schlimmste Moment meines Lebens." Die Teilnehmer waren auch der Meinung, daß ihre Verzweiflung und Angst durch Zugang zu Betreuung gemildert werden könnte, obwohl im Rahmen des Krankenhausbetriebes „für gewöhnlich keine langfristige Beziehung oder Verbindung möglich ist". Eine Patientin „hatte mit einer Betreuungssitzung im Krankenhaus, in dem sie behandelt wurde, sehr schlechte Erfahrungen gemacht, sie beschrieb die Umstände als ‚schrecklich' und ‚unglaublich'". Die Teilnehmer legten auch großen Wert auf eine ganzheitliche Annäherung: „Geist und Körper sollten als Einheit gesehen und als solche behandelt werden."

In diesem Projekt mit praktischen Ärzten, wie in der Arbeit von Greer et al. am Royal Marsden, wurden den Patienten 6 Sitzungen angeboten, dies grundsätzlich, um den zeitlichen und finanziellen Beschränkungen zu genügen. Einigen Patienten reichte das aus, andere wollten mehr, und es bestand der Wunsch nach „einer den Bedürfnissen des einzelnen entsprechenden, flexibleren Zahl der Sitzungen".

Es ist für die Patienten bestürzend, zuerst um ihre Meinung zur Therapie befragt zu werden und diese dann in den Forschungsberichten unberücksichtigt zu finden. In der Untersuchung an Mammakarzinompatientinnen von Bagenal et al. (1990), die das Bristol Cancer Help Centre aufsuchten, wurden jährlich Fragebogen an die Teilnehmerinnen aus

Bristol ausgesandt, die zur Verfügung gestellten Angaben wurden jedoch im Bericht nicht verwendet (Goodare 1991), und die zugesagte Lebensqualität-Studie wurde nicht einmal versucht. Roberts (1992) merkt an: „Ein Gutteil der Forschung hängt zwar vom guten Willen, der Bereitschaft zur Teilnahme und der Zeit der Frauen ab, die Frauen werden als Zielgruppe aber nicht immer aufgrund eines überwältigenden Wunsches, die Bedürfnisse und Erfahrungen der Frauen als solche zu ermitteln, gewählt."

So erleiden möglicherweise nicht nur die Kontrollen Schaden durch Forschungen auf diesem Gebiet, sondern auch die Probanden (Nicholson 1991). Wenn diese Forschung wertvoll ist, wie kann ein Modell erstellt werden, das all diese ethischen und methodischen Probleme vermeidet?

Ein möglicher Schritt vorwärts

Wie Linn et al. (1961) feststellen, ist Betreuung nicht für jedermann geeignet. Wenn dafür nur geringe Mittel verfügbar sind, wäre es dumm, sie Leuten aufzuzwingen, die sie nicht haben wollen – bloß um Forschungsinteressen zu befriedigen 33 % der Eingeladenen lehnten die Teilnahme an der Studie von Greer et al. [1992] ab. Zugleich wäre es unfreundlich, sie jenen zu verweigern, die sie haben wollen (Thomas 1988). Brewin und Bradley (1989) schlagen ein Forschungsmodell vor, das einige dieser Schwierigkeiten zu vermeiden scheint, mit der Begründung, daß Randomisierung nicht immer zweckmäßig ist.

Obwohl den Patienten eine große Bedeutung für den Erfolg jeder Behandlung zukommt, schlagen wir vor, daß solche klinische Studien, in denen den Patienten eine anstrengende und anspruchsvolle Rolle abverlangt wird, und solche, in denen sie eher eine starke Präferenz für eine Behandlung haben, in unterschiedlicher Weise geplant und geführt werden müssen.

Auch Stoll (1979) weist darauf hin, daß „randomisierte Studien vermutlich nicht günstig sind, da die Ergebnisse unterstützender Psychotherapie wohl mehr vom Eingehen auf den einzelnen, von Zuwendung und Vertrauen, als von der angewendeten Technik abhängen". Bezüglich der oben angesprochenen ethischen Fragen, die sich aus der randomisierten Studie zu Betreuung vs. Nichtbetreuung bei Patientinnen mit Mastektomie ergeben (Raphael 1988), sagen Brewin und Bradley (1989):

Man muß wissen, ob Betreuung wirksam ist, aber Randomisierung impliziert, daß gezeigt werden muß, daß Betreuung besser ist als Nichtbetreuung, unabhängig davon, ob der Patient diese Betreuung überhaupt wünscht. Es wäre leicht, sich vorzustellen, daß die zwei Gruppen (mit und ohne Betreuung) je die gleiche Anzahl von Patienten enthalten, die Betreuung wünschen bzw. ihr Leben ohne diese weiterführen möchten … In einer solchen Studie wird man zu dem Schluß kommen, daß die Wirksamkeit von Betreuung nicht erwiesen wurde.

Ganz abgesehen von einer Mißachtung der Patientenwünsche und damit ethisch unvertretbarem Handeln, wäre eine solche Studie auch logisch fehlerhaft, da sie die Einstellung des Patienten außer acht läßt und davon ausgeht, daß „Betreuung wirksam sein wird, ob der Patient nun will oder nicht und mitarbeitet oder nicht – eine Annahme, die nur wenige Betreuer für gerechtfertigt halten würden". Es wäre daher nicht nur schlechte Ethik, sondern auch schlechte Wissenschaft.

Brewin und Bradley (1989) bieten eine Alternative, indem sie die Motivation des Patienten durch Bestärkung in seinen Präferenzen zu optimieren suchen.

Patienten ohne Präferenz werden dann randomisiert zu Betreuung (Gruppe A) und keine Betreuung (Gruppe B) zugeteilt. Zwei weitere Gruppen bestünden dann aus Patienten, die Betreuung gewählt (Gruppe C) und solchen, die diese abgelehnt haben (Gruppe D). Diese Gruppen würden eine Einschätzung des Wertes der Intervention per se (A vs. B) sowie des zusätzlichen Einflusses motivierender Faktoren (A vs. C und B vs. D) zulassen. Wäre das Ergebnis in Gruppe C viel besser als in Gruppe D oder umgekehrt, müßte man fragen, ob der Erfolg zurückzuführen ist auf eine neigungsgemäße Selbstbestimmung des Patienten oder eine echte Wirkung der Behandlung ist. Auf die durchzuführende Behandlung würde sich das so auswirken, daß eine Behandlungsform auch trotz eines anfänglichen Mangels an Begeisterung seitens des Patienten empfehlenswert ist.

Sie ziehen den Schluß, daß „einfache kontrollierte randomisierte Studien nicht immer geeignet sind zur Bewertung von Interventionen, die die Mitarbeit des Patienten erfordern".

Wenn nun tatsächlich Intervention unter Mitarbeit des Patienten Gegenstand der Studie ist, sollte man dies nicht zum Anlaß nehmen, die Forschungssubjekte selbst in das Forschungsteam einzubeziehen? Dieser Gedanke ist keineswegs neu: Schon 1970 meinte Carl Rogers: „Nehmen wir doch an, wir betrachten jedes ‚Subjekt' als ‚Forscher!' "

Anstelle des weisen Wissenschafters, der Veränderungen seiner Subjekte mißt, nehmen wir an, er führte sie alle als Mitarbeiter. Es gibt mittlerweile umfangreiche Beweise dafür, daß das sogenannte naive Subjekt ein Phantasiegebilde ist. In dem Augenblick, da eine Person Gegenstand psychologischer Untersuchung wird, beginnt sie, was der Sinn der Studie ist, ihre eigenen Vorstellungen zu entwickeln. Dann, je nach Temperament und gefühlsmäßiger Einstellung zum Forscher, wird sie entweder darangehen, jene Entdeckungen entwickeln zu helfen, die sie für erwünscht hält, oder das Ziel der Studie zu vereiteln. Warum nicht dies alles umgehen, indem man die Person einfach zum Mitglied des Forschungsteams macht?"

„Es gibt nur wenige Untersuchungen, die die Patienten als aktive Partner behandeln und ihre Motive, Gedankengänge und Selbsteinschätzung erforschen" (Priscilla Alderson 1992, persönliche Mitteilung).

Mit anderen Worten, die Prinzipien der Betreuung selbst, die ja eine therapeutische Allianz zwischen Arzt und Patient vorschlägt, sollten ausgedehnt werden auf Untersuchungen betreffend den Erfolg der Betreuung. Weiters, „können die wechselnden Bedürfnisse des einzelnen Patienten" (Casement 1985) kaum durch ein einziges Betreuungsmodell oder einen Typ von Arzt befriedigt werden, gleichgültig, ob die Patienten nun an Krebs oder einer anderen Krankheit leiden oder überhaupt nicht organisch krank sind.

Es scheint mir notwendig, daß in Zukunft die Forschungen auf diesem Gebiet mehr Gewicht auf qualitative Evaluierung legen und insbesondere dem Patienten mehr zuhören sollten. „Was ich mir von meinem Arzt am meisten wünsche ist, daß er anerkennt, daß ich Verstand habe", sagte ein Patient kürzlich (Dennison 1990); weiters, „die Patienten liefern wertvolle Beiträge und wir müssen ihre Rechte beachten und respektieren" (Herxheimer 1988). Denn nur die Patienten können wirklich sagen, ob die Intervention wirksam war, ob sie ihnen ermöglicht hat, ihre Erfahrung auszudrücken hinsichtlich „dieser beiden entgegengesetzten und unvereinbaren Orte, die wir Himmel und Hölle nennen", und ob ihr Ich wiederhergestellt wurde.

Viele Menschen, die Krebs hatten, sprechen beredt über die dadurch bedingten Veränderungen in ihrem Leben. „Ich genieße das Leben viel mehr ... Ich behandle mich selbst jetzt viel besser und ich habe meinen Mut neu gefunden" (Kfir und Slevin 1991). Wie groß der Beitrag von Betreuung zu diesem Erfolg ist, kann uns nur der Patient sagen:

Ich habe es tatsächlich leichter gefunden, mit harten und schmerzhaften physischen Krebstherapien fertig zu werden als den Telefonhörer abzuheben und mich bereitzufinden, über die Dinge zu sprechen, die ich lange Jahre in mir verschlossen gehalten habe. Aber wenn ich einmal angefangen hatte, war ich nicht zu stoppen. Betreuung kann eine herausfordernde Erfahrung, aber auch mildernd, anregend, aufregend und tröstlich sein (Brohn 1987).

Schlußbemerkung

Es gibt keine einfachen Antworten auf die hier gestellten Fragen. Randomisierung mag die Statistiker freuen, kann aber den Patienten unglücklich machen, und außerdem nicht immer tauglich sein für Untersuchungen, bei denen die Mitarbeit des Patienten erwünscht ist. Im Gegensatz zu früher wird heute der Gedanke, daß Betreuung Krebspatienten zugänglich sein sollte, eher akzeptiert. Aber die Fragen, welcher Art diese Betreuung sein soll, welche Ziele sie verfolgen, wer sie durchführen, überwachen und schließlich bezahlen soll, sind weiter Gegenstand heftiger Diskussionen.

Für die Zukunft möchte ich für mehr Phantasie bei der Planung von Erfolgsstudien und für Partnerschaft mit dem Patienten in allen Phasen des Evaluierungsprozesses plädieren. „Systematische Untersuchungen, die sich einer breiten Palette von Versuchsanordnungen bedienen sind erforderlich, um die Entwicklung eines kohärenten und inhaltsvollen Wissensstandes zu erreichen" (Lambert et al. 1991). Und um mit Oatley zu sprechen, „Es ist anscheinend Platz sowohl für empirische Studien als auch persönliche Erfahrungen" (Oatley 1984).

Literatur

Alderson P (1992) Private communication
Bagenal FS, Easton DF, Harris E, Chilvers CED, McElwain TJ (1990) Survival of patients with breast cancer attending Bristol Cancer Help Centre. Lancet 336: 606–610
Bentley CR, Davies Geraint, Alcimandos Wagih A (1992) Tamoxifen retinopathy: a rare but serious complication. Br Med J 304: 495–496
Bloom JR (1982) Social support, accommodation to stress and adjustment to breast cancer. Soc Sci Med 16: 1329–1338
Bourke I, Goodare H (1991) Bristol Cancer Help Centre. Lancet 338:1401
Brewin CR, Bradley C (1989) Patient preferences and randomized clinical trials. Br Med J 299: 313–315
British Association for Counselling (1984) (rev. 1990) Code of ethics and practice for counsellors
British Association for Counselling (1989) Evaluating the effectiveness of counselling: a discussion document from the BAC Research Committee. Counselling 69: 27–29
Brohn P (1987) The Bristol program: an introduction to the holistic therapies practised by the Bristol Cancer Help Centre. Century, London
Browne T (1643/1977) Religio Medici (Penguin edn). Penguin Books Harmondsworth, UK

Bullen M (1992) The Macmillan nurse. Holistic Health 34: 9–10

Casement P (1985) On learning from the patient. Tavistock/Routledge, London

Charity Commission (1994) Findings of inquiry under section 8 charities act 1993. 1. Cancer research campaign 2. Imperial cancer research fund. Charity Commission, London

Clark A, Fallowfield LJ (1986) Quality of life measurements in patients with malignant disease: a review. Roy Soc Med 79: 165–169

Cox DR, et al (1992) Quality-of-life assessment: can we keep it simple? JR Statist Soc Series A 155 (part 3): 353–393

Dean C (1988) The emotional impact of mastectomy. Br Hosp Med: 32–40

Dennison A (1990) What do I want from my cancer doctor? In: Slevin M, Short R (eds) Cancer and the mind. Br J Hosp Med [Suppl]

Deurzen-Smith E van (1988) Existential counselling in practice. Sage, London

Egan G (1990) The skilled helper. Brooks/Cole, Pacific Grove, CA

Endicott J (1984) Measurement of depression in patients with cancer. Cancer 53: 2243–2248

Euster S (1979) Rehabilitation after mastectomy: the group process. Social Work in Health Care 4 (3): 251–263

Fallowfield LJ (1988) Counselling for patients with cancer. Br Med J 297: 727–728

Fallowfield JL (1990) The quality of life. Souvenir, London

Fallowfield L, Clark A (1991) Breast cancer. Tavistock/Routledge, London

Faulder C (1985) Whose body is it? The troubling issue of informed consent. Virago, London

Goodare H (1991) The Bristol cancer research: a patient's view. Self and Society XIX (3): 37–40

Goodare H (1992) Adjuvant treatment in breast cancer. Lancet 339: 424

Gordon WA, et al (1980) Efficacy of psychosocial intervention with cancer patients. J Consult Clin Psychol 48 (6): 743–759

Greer S, Moorey S, Baruch JDR, Watson M, et al (1992) Adjuvant psychological therapy for patients with cancer: a prospective randomized trial. Br Med J 304: 675–680

Greer S, Watson M (1987) Mental adjustment to cancer: its measurement and prognostic importance. Cancer Surv 6 (3): 439–453

Grossarth-Maticek R, Eysenck HJ (1990) Personality, stress and disease: description and validation of a new inventory. Psychol Rep 66: 355–373

Guex P tr, Goodare H (1993) An introduction to psycho-oncology. Routledge, London

Haes JCJM de, van Knippenberg FCE, Neijt JP (1990) Measuring psychological and physical distress in cancer patients: structure and application of the Rotterdam symptom checklist. Br J Cancer 62 (1): 34–38 62: 1034–1038

Herbert R (1989) The establishment of a cancer counselling service. Counselling 68: 29–32

Herxheimer A (1988) The rights of the patient in clinical research. Lancet 1: 128–1130

Holm L-E, Nordevang E, Hjalmar M-L, et al (1993) Treatment failure and dietary habits in women with breast cancer. J Nat Cancer Inst 85: 32–36

Kfir N, Slevin M (1991) Callenging cancer: from chaos to control. Tavistock/Routledge, London

King's Fund Forum (1986) Consensus development conference: treatment of primary breast cancer. Br Med J 293: 946–947

Kübler-Ross E (1970) On death and dying. Travistock/Routledge, London

Lambert MJ, Masters KS, Ogles BM (1991) Outcome research in counseling. In: Watkins CE Jr, Schneider LJ (eds) Research in counseling. Lawrence Erlbaum, Hillsdale, NJ

LeShan L (1989) (1990) Cancer as a turning point. Gateway, Bath, UK

LeShan L (1991) A new question in studying psychosocial interventions and cancer. Advances 7 (4): 69

LeShan L, Gassman ML (1958) Some observations on psychotherapy with patients suffering from neoplastic disease. Am J Psychother XII: 723–734

Linn MW, Linn BS, Harris R (1981) Effects of counselling for late stage cancer patients. Cancer 49: 1048–1055

Lovestone S, Fahy T (1991) Psychological factors in breast cancer: two way traffic between the mind and the body. Br Med J 302: 1219–1220

McHugh P, Lewis S (1992) Psychological treatments in cancer patients. Br Med J 304: 1247–1248

Maguire P, Tait A, Brooke M, Sellwood R (1980) Effect of counselling on the psychiatric morbidity associated with mastectomy. Br Med J 281: 1454–1456

Maguire P, Brooke M, Tait A, Thomas C, Sellwood R (1983) The effect of counselling on physical disability and social recovery after mastectomy. Clin Oncol 9: 319–324

Moorey S, Greer S (1989) Psychological therapy for patients with cancer: a new approach. Heinemann, Oxford

Moyers B (1993) Healing and the mind. Doubleday, NY

Neuberger J (1992) Ethics and health care: the role of research ethics committees in the United Kingdom. King's Fund Institute, London

Nicholson R (ed) (1991) Bristol study should be retracted. Bull Med Ethics 74: 3–6

Oatley K (1984) Selves in relation: an introduction to psychotherapy and groups. Methuen, London

O'Boyle CA (1993) Diseases with passion. Lancet 342: 126–127

Pelosi AJ, Appleby L (1992) Psychological influences on cancer and ischaemic heart disease. Br Med J 304: 1295–1298

Pettersson G (1992) User views on counselling services provided at the Forest Hill Road Group practice. CMS News (the quarterly jounal of the Counselling in Medical Settings Division of the British Association for Counselling) 32: 1–4

Pettingale KW, Morris T, Greer S, Haybittle JL (1985) Mental attitudes to cancer: an additional prognostic factor. Lancet i: 750

Phillips DP, Ruth TE, Wagner LM (1993) Psychology and survival. Lancet 342: 1142–1145

Pocock SJ (1983) Clinical trials: a practical approach. Wiley, Chichester UK

Ramirez AJ, et al (1989) Stress and relapse of breast cancer. Br Med J 298: 291–293

Raphael A (1988) How Doctors' secret trials abused me. Observer, 9 October

Roberts H (ed) (1992) Women's health matters. Routledge, London

Roberts R, Fallowfield L (1990) Who supports the cancer counsellors? Nursing Times, 86: 36, 32–34

Rogers CR (1970) (1973) Encounter groups. Penguin Books, Harmondsworth, UK

Sharp C, Parry-Billings M (1992) Can exercise damage your health? New Scientist 135: 1834, 33–7

Sims R (1992) People with AIDS. Counselling 3: 2, 101–103

Spiegel D (1991) A psychosocial intervention and survival time of patients with metastatic breast cancer. Advances 7: 3, 10–19

Spiegel D, Bloom JR, Yalom I (1981) Group support for patients with metastatic cancer: a randomized prospective outcome study. Arch Gen Psychiatry 38: 527–533

Spiegel D, Bloom JR, Kraemer HC, Gottheil E (1989) Effect of psychosocial treatment on survival of patients with metastatic breast cancer. Lancet: 888–891

Stoll BA (ed) (1979) Mind and cancer prognosis. Wiley, Chichester

Taché J, Selye H, Day SB (1979) Cancer, stress, and death. Plenum, New York
Thomas E (1988) Research without consent continues in the UK. IME Bull July: 13–15
Thornton H (1992) Breast cancer trials: a patient's viewpoint. Lancet 339: 44–45
Tuormaa T (1992) Psychoneuroimmunology. CMS News 31: 18–19
Watkins CE Jr, Schneider LJ (1991) Research in counselling. Lawrence Erlbaum, Hillsdale, NJ
Watson M (1983) Psychosocial intervention with cancer patients: a review. Psychol Med 13: 839–846
Watson M, Denton S, Baum M, Greer S (1988) Counselling breast cancer patients: a specialist nurse service. Counsell Psychol Quart 1: 1, 25–34
Watson M, Greer S, Bliss JM (1989) Mental Adjustment to Cancer (MAC) Scale: users' manual. CRC Psychological Medicine Research Group, Royal Marsden Hospital, Sutton, Surrey, UK
Watson M, Ramirez A (1991) Psychological factors in cancer prognosis. In: Cooper CL, Watson M (eds) Cancer and stress: psychological, biological and coping studies. Wiley, Chichester
Yalom ID (1980) Existential psychotherapy. Basic Books, New York
Zigmond AS, Snaith RP (1983) The hospital anxiety and depression scale. Acta Psychiatr Scand 67: 361–370

Kommentar zu Goodare

Der Nutzen einer Kurzzeit-Gruppentherapie für Krebspatienten

F. I. Fawzy

Heather Goodare bietet einen nützlichen Überblick über ein wichtiges Thema. Ich schätze besonders ihre Bemerkung daß „Betreuung nicht für jedermann ist", daß es aber unfreundlich wäre, „sie jenen zu verweigern, die sie wünschen". Vielleicht ist „unfreundlich" zu milde. Man könnte sagen, daß es „undenkbar" ist, Betreuung den Menschen, die sie wünschen, zu verweigern.

Goodare weist darauf hin, daß Betreuung Zeit und Geld kostet. In einer Ära der Reform des Gesundheitswesens werden sicher Zeit und Dollars genauer angesehen werden. Im Lichte dieser Beschränkungen, hielt ich es für zweckdienlich, eine kurzzeitige Psychotherapie zu beschreiben, die meine Kollegen und ich entwickelt und in einer randomisierten kontrollierten Studie an 80 Patienten mit operiertem malignen Melanom getestet haben. Bei diesen Patienten wurde die Erkrankung in einem Frühstadium diagnostiziert, ihre Prognose war gut. Die Therapie bestand aus 6 wöchentlichen Sitzungen von je 1,5 Stunden Dauer – in Summe 9 Stunden.

Über die Wirkung der Intervention berichteten meine Kollegen und ich in drei Publikationen.

In der ersten, die auf einer 6monatigen Verlaufskontrolle nach Therapie beruhte, untersuchten wir die psychologische Wirkung (Fawzy et al. 1990) und fanden, daß die Patienten mit Therapie signifikant geringere Depression, Müdigkeit, Verwirrung und Störung der Gesamtstimmung wie auch mehr Kraft zeigten als die Gruppe ohne Therapie. Weiters zeigte die Therapiegruppe höhere Bereitschaft hinsichtlich gesunder Bewältigungsstrategien als die Kontrollgruppe – z. B. aktive Bewältigung durch persönliches Verhalten wie Übungen, Entspannungstechniken und häufige Arztbesuche sowie aktiv-kognitives Bewältigen, wobei der Patient versucht, die Krankheit zu verstehen und ihre Auswirkungen auf sein Leben zu akzeptieren, indem er sich auf die positiven Veränderungen konzentriert. Beide Formen der Bewältigung korrelierten signifikant mit weniger Zorn und, im Falle der Bewältigung durch Aktivität, mit weniger Müdigkeit.

Die Ergebnisse zeigten, daß unsere Kurzzeit-Psychotherapie die psychische Belastung wirksam verminderte und längerfristig eine wirksame Bewältigung der Erkrankung bei Melanompatienten förderte.

In einer zweiten Arbeit, die ebenfalls auf einer 6monatigen Verlaufskontrolle nach Psychotherapie beruhte, untersuchten wir, ob die Immunparameter, besonders hinsichtlich der natürlichen Killerzellen, sich von den Werten zu Beginn der Intervention unterschieden. Bei den natürlichen Killerzellen zeigten sich tatsächlich einige Veränderungen. Daß Psychotherapie mit Veränderungen der Immunreaktivität nach 6 Monaten korreliert werden kann, ist natürlich verblüffend. Die langfristige Auswirkung auf die Gesundheit (falls überhaupt vorhanden) ist unbekannt und war nicht Gegenstand dieser Untersuchung. Während die Bewältigung und der tatsächliche Zustand der Patienten durch die Intervention verbessert wurden, sind die Verbindungen dieser Veränderungen zu jenen des Immunsystems nicht belegt und bleiben eine Herausforderung für künftige Forschung.

Schließlich untersuchten wir in einer dritten Arbeit Rezidivirate und Überleben der Patienten 5 bis 6 Jahre nach der Intervention (Fawzy et al. 1993). Wir fanden bei der Kontrollgruppe eine statistisch signifikant höhere Todesrate (10 von 34) als bei den Patienten mit Therapie (3 von 34) sowie eine Neigung zu Rezidiven (13 von 34 gegenüber 7 von 34). Wir schlossen daraus, daß Psychotherapie, die wirksames Bewältigen fördert und affektive Verzweiflung abbaut, sich anscheinend positiv auf das Überleben auswirkt. Das eigentliche Wesen dieser Beziehung bedarf weiterer Untersuchung, und wir empfehlen Psychotherapie keineswegs als alternative oder unabhängige Behandlung bei Krebs oder irgendwelchen anderen Krankheiten.

Die Therapie

Unsere Therapie besteht aus vier Teilen. Drei davon sind substantiell – Gesundheitserziehung, Streßmanagement und Bewältigungsstrategien.

Diese drei Elemente werden im Rahmen einer unterstützenden Gruppe geboten, die ihrerseits den vierten Bestandteil bildet.

Die Therapie ist auf die Berücksichtigung der Individualität jedes einzelnen Teilnehmers ausgerichtet. Der eine ist vielleicht geschickt im Bewältigen und ausgezeichnet im Lösen von Problemen, weiß aber nichts über Diagnose und Behandlung von Krebs, während ein anderer über Diagnose und Behandlung sehr viel weiß (vielleicht aufgrund von Erfahrungen mit Familienmitgliedern, die Krebs hatten), aber kaum über Bewältigungsstrategien oder Lösungsansätze hinsichtlich Krankheit und ihrer Behandlung verfügt. Jeder Patient hat daher Zugang zu allen vier Elementen und kann auswählen, was für ihn persönlich am meisten von Bedeutung ist. Gleichzeitig bietet die Gruppe allen Patienten die Unterstützung der anderen, die dasselbe durchmachen, und des Expertenstabes.

Die Komponente Gesundheitserziehung beinhaltet leicht verständliche Informationen über Gesundheitsvorsorge im Hinblick auf die spezifische Diagnose des einzelnen Patienten. So werden z. B. Melanompatienten aufgeklärt über die verschiedenen Formen des Melanoms, die unterschiedlichen Behandlungsmodalitäten und gute Routinekontrollen. Informationsbroschüren und Falter über Ernährung und Immunsystem, herausgegeben von der American Cancer Society und dem National Cancer Institute, werden verteilt und ihre Inhalte mit den Teilnehmern diskutiert.

Die erste Komponente von Streßmanagement, die den Patienten beigebracht wird, ist Aufmerksamkeit. Sie lernen, die Ursachen von Streß und ihre physiologischen, psychologischen und Verhaltensreaktionen darauf zu identifizieren. Die zweite Komponente ist das Erlernen von Techniken des Streßmanagements – Elimination oder Modifikation der Streßursache durch Problemlösung. Änderung der Betrachtungsweise einer Streßsituation und Änderung der physischen Reaktion auf Streß durch Entspannungstechniken. Dabei werden einfache Entspannungsübungen verwendet – z. B. progressive Muskelentspannung gefolgt von gesteuerten Bildvorstellungen oder Selbsthypnose. Dies dauert etwa 15 bis 20 Minuten, und die Patienten werden aufgefordert, dies täglich zu machen (und wenn nötig, ihnen beim Schlafen zu helfen). Die Patienten lernen auch verkürzte Entspannungstechniken anzuwenden, wenn sie sich in einer akuten Streßsituation befinden. Fragebögen als Arbeitsblätter zur Streßkontrolle werden ausgegeben, um die Aufmerksamkeit bezüglich Streß zu steigern.

Ein wichtiges Ziel der Komponente Bewältigung ist es, die Aufmerksamkeit auf die Schlüsselingredientien guter Bewältigung zu lenken – Optimismus, praktisches Denken, Flexibilität, ausreichende Reserven (Weisman 1980). Die Teilnehmer werden in drei Stile der Bewältigungsstrategien eingeführt: aktives Verhalten, aktive-kognitive Bewältigung, die beide nützlich sind sowie Ausweichstrategie, die im allgemeinen schädlich ist. Patienten, die aktives Verhalten und aktiv-kognitive Bewältigungsmethoden anwenden, berichten über positivere Befindlichkeit, höheres Selbstwertgefühl und geringere physische Probleme. Ausweichstrategien bewirken in der Regel ein höheres Niveau psychischen Drucks wie Angst, indirekt ausgedrückter Zorn, Depression und verminderte Lebensqualität. Die Patienten lernen, daß die Wirkung einer Bewältigungsstrategie durch die Situation, nicht durch eine bestimmte Methode bestimmt wird.

Die Teilnehmer lernen auch die 5 Schritte der Problemlösung: Entspannung, Identifikation des Problems, Überlegung zu Lösungsmöglichkeiten, Auswahl und Ausführung einer geeigneten möglichen Lösung und Auswertung.

Streßmanagement und Problemlösungstechniken werden mit Information über Bewältigungsstrategien verbunden und auf 10 typische Probleme/Situationen angewendet, mit denen sich Krebspatienten konfrontiert sehen. Dazu gehören Sorgen bezüglich der Krankheit, familiäre Probleme und Kommunikation mit Ärzten. Diese Situationen werden durch eine Serie von Bildern verdeutlicht, die die Gruppe in die Lage versetzen, negative Bewältigungsstrategien zu identifizieren und Alternativlösungen zu entwickeln.

Psychologische Unterstützung wird während der gesamten Intervention gegeben und beginnt mit einem Einführungsgespräch, das die „angenommene normale Welt" beschreibt – die normale Annahme, daß das Leben vorwärtsgerichtet ist und daß eine lebensbedrohende Krankheit diese Ausrichtung unterbricht. Die der Therapie zugrunde liegende Überlegung wird dargelegt, daß nämlich mit entsprechender medizinischer und psychiatrischer Behandlung eine neue angenommene Welt entwickelt und ein zukunftsorientiertes Leben wieder aufgenommen werden kann. Wie ein auf vier Säulen ruhendes Gebäude hat der Mensch vier Hilfsquellen: sich selbst, die Familie, Kollegen und/oder Schulkameraden und Religion.

Im Verlauf der 6 Sitzungen diskutieren die Mitglieder der Gruppe die verschiedenen Themen, die sich aus den 10 Problemen/Situationen ergeben, denen sich Krebspatienten in der Regel gegenübersehen. Die Teilnehmer finden, daß gemeinsame Gefühle, Erfahrungen (gut oder schlecht) oder Erlebnisse einer erfolgreichen Bewältigung sehr hilfreich und nützlich bei der Ausschaltung und Verminderung eines Gefühles der Isolation sind. Wie unsere Studien zeigen, scheint dieser Aspekt des gemeinsamen Erlebens in Verbindung mit den anderen Komponenten der Therapie positive Langzeitwirkung zu haben.

Ich möchte nochmals ausdrücklich betonen, daß die Kurzzeit-Gruppentherapie entwickelt und getestet wurde für und an Personen mit guter Prognose. Die von Spiegel et al. (1981) entwickelte jahrelange Therapie dürfte für Patienten mit fortgeschrittener Krebserkrankung eher geeignet sein. Die Unterscheidung zwischen Patienten mit guten und solchen mit schlechten Heilungsaussichten wurde von Goodare nicht gemacht und ist wohl eine weitere wichtige Überlegung für die Bestimmung einer entsprechenden Betreuung für Krebspatienten.

Literatur

Fawzy FI, Cousins N, et al (1990) A structural psychiatric intervention for cancer patients. I. Change over time in methods of coping and affective disturbance. Arch Gen Psychiatry 47: 720–725

Fawzy FI, Fawzy MO, et al (1993) Malignant melanoma: effects of an early structured psychiatric intervention, coping and affective state on recurrence and survival 6 years later. Arch Gen Psychiatry 50: 681–689

Fawzy FI, Kemeny ME, et al (1990) A structured psychiatric intervention for cancer patients. II. Changes over time in immunological measures. Arch Gen Psychiatry 47: 729–735

Spiegel D, et al (1981) Group support for metastatic cancer patients: a randomized prospective outcome study. Arch Gen Psychiatry 38: 396–400

Weisman AD, et al (1980) Psychological screening intervention with cancer patients. Project Omega, Boston MA

Kommentar zu Goodare

Psychosoziale Betreuung bei Krebs: Auf der Suche nach dem perfekten Paradigma

J. Rowland

Heather Goodares nachdenkliche Zusammenfassung der sich aus der Betreuung im Umfeld der Onkologie ergebenden Themen, schließt an eine wachsende Zahl von Artikeln aus Großbritannien, Europa und den USA an, die versuchen, die Rolle psychosozialer Intervention bei Krebs herauszuarbeiten (Watson 1983, Cunningham 1988, Massie et al. 1989, Trijsburg 1992, Anderson 1992). Die von ihr aufgeworfenen Fragen sind nicht neu. Jahrelang war es das übliche Ziel der Erfolgsforschung bei Psychotherapie (wie dies bezeichnet wird), zu bestimmen: „Welche spezifische Behandlung durch wen ist am wirksamsten für den Einzelfall mit diesem spezifischen Problem und unter welchen Begleitumständen?" (Paul 1969). Diese Fragen wurden bisher im Hinblick auf die Betreuung von Krebspatienten weder systematisch gestellt noch beantwortet.

Dennoch herrschte eine starke Neigung in Großbritannien und zweifellos in diesem Lande (USA), die Forderung nach Einbeziehung der Betreuung als Teil der Krebsbehandlung zu erheben. Goodare zitiert die Aussage des King's Fund Consensus, daß „es essentiell ist, daß die Betreuung verfügbar ist". Im Senate Appropriations Committee – Bericht zur Fiscal Year 1994 Labor, Health und Human Services und Education Bill stellt dieses Gremium bezüglich des National Cancer Institute (NCI) fest:

Das Komitee ist der Ansicht, daß vom NCI untersützte Krebszentren Maßstäbe in der Krebsbehandlung setzen sollten. Aus der wachsenden Erkenntnis, daß die Bereitstellung psychotherapeutischer Hilfsangebote eine billige, hoch wirksame Bereicherung anderer medizinischer Therapiemaßnahmen ist, vertritt das Komitee die Meinung, das NCI solle von den Krebszentren verlangen, unterstützende Psychotherapie in allen Stadien von Diagnose und Therapie den Krebspatienten und deren Familien zugänglich zu machen.

Der Bericht fährt fort:

Die Zentren sollten in die Routineversorgung der Patienten Untersuchung und Behandlung gleichzeitig vorhandener psychischer Störungen wie Depressionen oder Angst einbeziehen.

In den folgenden Abschnitten möchte ich auf vier von Goodare angesprochene Punkte eingehen: Betreuung warum und welche, wie ist sie zu untersuchen und zu evaluieren, ethische Probleme solcher Forschung, wer soll in den Forschungsprozeß einbezogen werden?

Betreuung von Krebspatienten: Warum nicht?

„Warum Betreuung von Krebspatienten?" ist zweifellos die kritischste der von Goodare gestellten Fragen. Von ihrer Beantwortung hängt nicht nur die Planung von Betreuungsprogrammen ab (welcher Art, durch wen usw.), sondern auch die Bewertungskriterien für Nützlichkeit und Erfolg. Ich habe zwar den Eindruck, daß Goodare in dieser Beziehung starke Überzeugungen hat, sich aber hütet, in dieser Diskussion Position zu beziehen. Dennoch umreißt sie in groben Zügen die beiden Denkrichtungen betreffend die Grundlage für Betreuung, daß diese nämlich zur Verbesserung der Lebensqualität oder zur Verlängerung der Lebensdauer beiträgt. Sie fährt dann fort, indem sie betont, daß „Erfolgsforschung beeinträchtigt wurde durch die Auseinandersetzung betreffend Überlebensfragen".

In Wahrheit haben die meisten Publikationen das Überleben nicht als Maßstab für den Erfolg genommen. Die Studie mit der größten Breitenwirkung, jene von Spiegel et al. (1981, 1989), „Gruppenunterstützte Betreuung für Frauen mit fortgeschrittenem Mammakarzinom", war auf eine Verbesserung der Lebensqualität, nicht auf Verlängerung der Überlebenszeit ausgerichtet. Die Verlängerung der Überlebenszeit war ein unerwarteter, sekundärer Erfolg.

Es ist mehr als wahrscheinlich, daß es wenig Diskussion darüber gäbe, ob Betreuung angebracht ist, wenn das erklärte Ziel nur die Verbesserung der Lebensqualität des Patienten wäre. Kaum jemand würde bestreiten, daß die meisten Menschen, die mit lebensbedrohenden Krankheiten konfrontiert sind – seien es nun Aids, koronararterielle Erkrankungen oder Krebs – aus Betreuung hinsichtlich der Auswirkungen ihrer Krankheit und deren Behandlung auf physische, emotionale und soziale Funktionen

Nutzen ziehen können. Dies gilt besonders dann, wenn man bereit ist, unter dem Oberbegriff Betreuung, auch Erziehung zu verstehen.

Es gibt auch keinen Grund anzunehmen, daß Krebspatienten Betreuung mehr brauchen oder mehr davon profitieren als Patienten, die mit irgendeiner anderen ernsten Erkrankung zu kämpfen haben. Das Interesse an gerade dieser Bevölkerungsgruppe wird ausschließlich durch die hohe Inzidenz der Krankheit und wirtschaftliche Interessen geschürt. In einem Land, in dem jährlich über 1 Million Neuerkrankungen diagnostiziert werden, in dem es schon 8 Millionen Menschen gibt, die Krebs überlebt haben – die Hälfte davon mehr als 5 Jahre nach Diagnose –, und in dem 3 von 4 Familien damit rechnen müssen, daß ein Mitglied an Krebs erkranken wird, genießt die Beschäftigung mit der Kostenfrage im persönlichen wie sozialen Bereich naturgemäß hohe Priorität.

Läßt man jedoch solche pragmatischen Überlegungen beiseite, ergibt sich ein zweiter, vielleicht ebenso zwingender Grund für krebsorientierte Forschung auf dem Gebiet Betreuung. Da Krebs Personen beiderlei Geschlechts, jedes Alters und jeder möglichen Biographie betrifft, können Forschungen auf diesem Gebiet als Paradigma für psychosoziale Studien bei anderen Krankheiten dienen.

Im Sonderfall Krebs wissen wir, daß die Betreuung nützt. Die bisher vorliegenden Berichte in der Krebsliteratur stimmen in eindrucksvoller Weise darin überein, daß Patienten, denen irgendeine Form von psychosozialer Intervention geboten wurde, anscheinend zumindest ebenso gut, meist aber sogar bedeutend besser agierten oder sich an ihre Krankheit anpaßten als jene, die keine erhielten (meist definiert als „Standardversorgung"). Kritisch anzumerken ist, daß es in keiner dieser Untersuchungen den Patienten, die Betreuung erhielten, schlechter erging.

Darüber hinaus scheinen diese Ergebnisse sehr überzeugend zu sein. Eine Schlüsselüberlegung ist hier, daß die Patienten in den Interventionsoder experimentellen Gruppen im allgemeinen nicht ausgewählt wurden, weil sie als Hochrisikopatienten in bezug auf Probleme eingestuft wurden. Die wenigen in der Literatur beschriebenen Ausnahmen schließen Greer et al. (1992) und Worden und Weisman (1984) ein. Durch die Einbeziehung vieler Patienten, von denen man annahm, daß sie ihre Krankheit entsprechend bewältigen und daher von einer Teilnahme nur relativ wenig profitieren würden, verringerten Kliniker und Forscher wesentlich die Wahrscheinlichkeit, daß ihre Interventionmodelle erfolgreich sein würden. Dies weist darauf hin, daß als solche identifizierte „Hochrisikopatienten" sogar noch größeren Nutzen aus der Betreuung ziehen könnten, und daß die Betreuung auch für Patienten hilfreich wäre, die bereits gut mit ihren Problemen fertig werden.

Kurz nehmen Öffentlichkeit und Medizin als gegeben an, daß Krankheiten wie Krebs signifikante emotionale, physische und soziale Belastungen schaffen und daß sich die Hinweise mehren, daß diese Belastungen durch therapeutische Intervention gemildert werden können, so ist die logischere Art der Fragestellung: „Warum nicht Betreuung?"

Es mag scheinen, daß die laufende Debatte oder Unsicherheit über den Nutzen von Betreuung von Krebspatienten in der Tat mit grundsätzlicher Uneinigkeit über den Nutzen im weiteren Sinn zu tun hat und, ein wichtiger Punkt, mit der Kosten-Nutzen-Rechnung sowie, zumindest hierzulande, mit der Frage der Kostenübernahme. Die außergewöhnliche Aufmerksamkeit, die der Frage der Auswirkung der Betreuung auf das Überleben geschenkt wird, ist in vieler Hinsicht eine Ablenkung. Erstens, wie Goodare ganz richtig ausführt, führt das Bestehen auf dem behaupteten, bisher aber nicht bewiesenen Anspruch, daß Betreuung das Leben der Patienten verlängert, zu einer Abwendung konservativerer Ärzte und Wissenschafter und kann sogar von der Anerkennung des bescheideneren Nutzens – der Verbesserung der physischen, emotionalen und sozialen Funktionen des Patienten – abhalten. In einem im wesentlichen konservativen medizinischen Umfeld ist aber wohl gerade die Unterstützung seitens dieses Personenkreises lebenswichtig für die Bemühungen um Fortschritte in der Forschung über Betreuung.

Zweitens lassen sich die Forscher durch ihre Konzentration auf Lebensverlängerung als Gradmesser für den Erfolg der Betreuung die Gelegenheit entgehen, die Mechanismen der Wechselwirkungen von Körper und Geist besser zu verstehen. Es ist noch nicht klar, was diese Interventionen für die Patienten tun. Klar ist jedoch, daß die Interventionen etwas verändern, das potentiell den Ausgang der Krankheit ändern kann. Die Veränderung mag so konkret sein, daß sie dem Patienten hilft, besser zu verstehen, wann und in welcher Dosis Medikamente einzunehmen sind und dadurch die optimale verabreichte Dosis zu steigern. Die Veränderung kann aber auch so schwer faßbar sein wie die Veränderung des Immunstatus, was wieder zu einer Verzögerung der Tumorprogression führt.

Drittens, wenn man nur auf das Überleben fixiert ist, riskiert man es, die vielleicht wichtigsten Funktion der Betreuung zu übersehen, nämlich die Chance, den Patienten das Leben für sie besser zu machen. Nicht alle Patienten, die Betreuung bekommen, werden länger überleben. Sie sollten jedoch für sich selbst einen Wert erkennen.

Schließlich scheint die Betonung des Einsatzes der Betreuung, zwecks Verbesserung der Lebensqualität, nicht die mögliche Fähigkeit der Betreuung das Leben zu verlängern, zu verringern. Weder in den Untersuchungen von Spiegel et al. (1981) noch in der von Fawzy et al. (1990, 1993) wurde in den Patienten die Erwartung geweckt, daß Teilnahme an der Therapiegruppe den Verlauf der Erkrankung ändern würde. Nichtsdestoweniger brachte die Intervention in beiden Untersuchungen anscheinend Verbesserungen in der Überlebenszeit. Der Vorteil hinsichtlich des krankheitsfreien Überlebens in der Studie von Fawzy war besonders erstaunlich, wenn man in Rechnung stellt, daß die Patienten ein geringeres Rezidivrisiko hatten und nur 6 Sitzungen in der Gruppe hatten.

Aus all diesen Gründen ist beim Aufbau eines Modells oder Paradigmas für die Forschung zur Krebsbetreuung die Messung der Wirksamkeit (durch Veränderungen) anhand einer Vielzahl klar getrennter Gesichtspunkte wie Lebensqualität, Verstehen der Erkrankung, Bewältigung und Immunfunktion das vorrangige Ziel, die Überlebenszeit ein sekundäres.

Welche Art Betreuung, für wen und wann?

Eine zweite entscheidende Frage in Goodares Arbeit ist die Form der Betreuung. Sie führt zwar aus, daß die Form je nach der Theorie des Betreuers über die Ätiologie des Krebses oder der speziellen therapeutischen Ausrichtung variieren kann, geht jedoch nicht näher darauf ein, was die Betreuung von Krebspatienten so einzigartig macht. Sie zitiert in ihrer Arbeit Anderson (1992) „Krebs ist nicht eine Krankheit, sondern besteht aus mehreren Krankheiten, die alle unterschiedliche Ätiologie und unterschiedlichen Ausgang haben". Es gibt daher auch nicht den „Prototyp des Krebspatienten". Daß Patienten zu verschiedenen Zeitpunkten während des klinischen Verlaufs ihrer Erkrankung unterschiedliche Bedürfnisse haben, ist gut dokumentiert (Holland 1989). Zusätzlich wird die Nützlichkeit eines Angebotes einer spezifischen Art von Betreuung und die Aufnahmebereitschaft des Patienten für die angebotene Form variieren, nicht nur je nach dem, was gerade mit ihnen geschieht, sondern auch nach Persönlichkeitsstruktur und den anderen, ihnen zur Verfügung stehenden, inneren und äußeren Hilfsquellen.

Geht man von dieser Darstellung aus, ist zu erwarten, daß eine Vielfalt unterschiedlicher Interventionen tauglich sein kann, und daß kein Modell an und für sich besser ist als ein anderes. Es ist eher so, daß bestimmte Formen der Intervention zu bestimmten Zeitpunkten bei bestimmten Gruppen besser wirken. Hat z. B. die Betreuung den Charakter einer Krisenintervention, ist sie möglicherweise für eben erst diagnostizierte Patienten eher eine Hilfe als eine existentielle oder einsichtorientierte Betreuung. Im Gegensatz dazu kann eine Betreuung, die aktive Mitarbeit am eigenen Wohlbefinden unterstützt und den „Kampfgeist" fördert, vielleicht nach Therapiebeginn die geeignetere sein. Ein Patient, der nach Therapiebeendigung krankheitsfrei ist, braucht vielleicht eine Betreuung, die eine kognitive oder Psychoedukationskomponente enthält, die hilft, Krisensituationen zu bewältigen, die sich aus dem Wiedereintritt in frühere soziale „Rollen" (Arbeit, Sexualleben, Familie) bzw. der Angst vor einem Rezidiv ergeben. Die zu beantwortende Frage ist daher nicht einfach, was angewendet werden soll, sondern für wen und zu welchem Zeitpunkt. Was nötig ist, ist ein Rahmen, in dem theoretisch ausgearbeitete Betreuungsmodelle entwickelt und getestet werden können.

In einem Versuch, einen solchen Rahmen zu erstellen, haben meine Kollegen und ich ein Modell für ein „umfassendes"Betreuungsprogramm vorgeschlagen, das auf ein breites Patientenspektrum während des ganzen Therapieverlaufes anwendbar ist (Krupnick et al. 1993). Der Grundgedanke dieses Programms bewegt sich um ein Kernstück in Form einer Serie von Aufklärungsseminaren für alle neudiagnostizierten Patienten und ihre Familienmitglieder; es beinhaltet Themen wie allgemeine Anpassung an die Krankheit, Betroffenheit der Familie durch die Krankheit, Ernährung, Streßbewältigung, Kommunikation zwischen Patient und Arzt und Zugangsmöglichkeiten zu Hilfsquellen inner- und außerhalb der Behandlungsmaßnahmen. Die Patienten, die an diesen Seminaren teilgenommen haben, werden dann eingeladen, sich einer Stützgruppe anzuschließen. Für Patienten nach Beendigung der Therapie oder solche mit begrenzter Erkrankung stehen geschlossene, zeitlich begrenzte Gruppen zur Verfügung. Open-end-Gruppen sind für Patienten mit weiterbestehender oder rezidivierender Krankheit vorgesehen – mit Rücksicht auf den längerfristigen Bedarf an Hilfe in dieser Patientengruppe. Für Patienten in allen Behandlungsphasen werden auch „Update"-Workshops geführt. Das Ziel dieses Modells ist es, ein Programm zu entwickeln, daß folgende Anforderungen erfüllt: Reagieren auf die wechselnden Bedürfnisse und Interessen des Patienten vom Tag der Diagnose an über das weitere Überleben; Eingehen auf die unterschiedliche Bereitschaft der Patienten zur Mitarbeit an der Betreuung; und schließlich, den Patienten und ihrer Familie grundlegende Informationen über Krebs und dessen Behandlung, sowie Wege zum Wohlbefinden zu vermitteln.

Wenn auch dieses Modell auf professionell geführten Gruppen aufgebaut ist, so sind die tatsächlichen Modalitäten weniger wichtig als das allgemeine Ziel. Tatsächlich haben aufsehenerregende neue Forschungen über den Einsatz von Techniken wie Telefonbetreuung Hinweise erbracht, daß es offensichtlich eine Reihe kostengünstiger und breitgefächerter Zugangsmodelle für diese Art Arbeit gibt (Marcus et al. 1993). Die Betonung der Informationskomponente als Kernstück, spiegelt sowohl klinische Erfahrungen mit Krebspatienten und deren Familien wider, die fast alle Informationsbedarf, die Krankheit betreffend, anmelden, als auch Anstoß für weitere Forschung auf diesem Gebiet geben. In ihrer Übersicht fanden Spiegel und Spira (1991), daß 11/17 oder 65 % der Studien zur Verbesserung der Lebensqualität bei Krebs auch eine Komponente der Aufklärung, oder Training im Umgang mit der Erkrankung (z. B. Streßbewältigung oder Autohypnose) in wenigstens einer der Therapievoraussetzungen enthielten.

Ein wesentliches Problem bei der Auswertung der Erfolgsforschung für psychosoziale Intervention ist es, daß keine Studie der anderen gleicht. Der Grund liegt darin, daß die Planung grundsätzlich vom vorhandenen Patientengut (z. B. klinische Samples, Patienten mit Mehrfachtumoren und in unterschiedlichen Stadien oder spezifische Gruppen wie etwa Patientinnen mit Mammakarzinom) und andererseits von den Interessen oder dem Fachgebiet der Betreuer bestimmt war (Pflegepersonal mit dem Wunsch, Aufklärung über die Erkrankung zu betreiben, Psychiater mit Hypnoseausbildung, überlebende Krebspatienten, die trainiert waren als Rollenmodelle und Beispiele). Weiters wurde der Großteil dieser Untersuchungen in akademischen Zentren durchgeführt (Cella et al. 1993). Wenn wir über diesen Rahmen hinausgehen wollen, sind abgestimmte Bemühungen erforderlich, um die Modelle, die sich als nützlich erwiesen haben, in einem anderen Umfeld mit unterschiedlichem Patientengut reproduzieren zu können; um herauszufinden, wie diese Modelle sich in den Verlauf der gesamten Behandlung ab Diagnose einpassen lassen; und um sicherzustellen, daß die Kosten-Nutzen-Rechnung in die Erfolgsbewertung einbezogen wird.

Bemessung der Kosten der Betreuung

Die Fähigkeit der Forscher, Meßmethoden für den Erfolg ihrer Interventionen zu entwickeln und in ihre Planung einzubeziehen, wird ein wesentlicher Aspekt zur Erzielung von Fortschritten bei der Betreuungsforschung sein. Goodare setzt sich sehr stark dafür ein, in diese Meßmethoden auch die Einschätzung der Patienten über alle gewonnenen Vorteile sowie den Wert, den sie jedem einzelnen davon beimessen, einzubeziehen. Ferner wird man auch darauf achten müssen, die Patienten über die Kosten für sie und die Gesellschaft zu informieren, die aus der Zugänglichkeit der Betreuung entstehen. In diesen Kalkulationen werden häufig Investitionen an Zeit, physischen und finanziellen Belastungen und mögliche vermehrte psychische Belastung, wenn auch nur kurzzeitig, nicht berücksichtigt, die dem Patienten aus der Teilnahme an Betreuungsprogrammen entstehen.

Ironischerweise wurden statistische Erfolgsmodelle, die auch die Kostenfrage berücksichtigen – besonders im Hinblick auf die Lebensqualität – sehr viel klarer dargestellt hinsichtlich von Studien zur Krebsbehandlung als jener zur Betreuung von Krebspatienten (Weinstein 1983). In Versuchen, Modelle zu erstellen, wie etwa „Qualität in Relation zu Lebensjahren" (Kaplan und Bush 1982) oder „Zeit der Symptome oder Toxizität" (Gelber und Goldstein 1986), wird die Überlebenszeit nach unten ausgerichtet in Proportion zum Ausmaß der Behinderung oder Toxizität (Belastung oder Nebenwirkungen), die der Patient erleidet. Diese Modelle waren besonders hilfreich bei der Bereitstellung von Informationen für die Entscheidungsfindung in der Gesundheitspolitik über die relative Kostenwirksamkeit bei konkurrierenden Behandlungsmodalitäten. Ähnliche kostenorientierte Modelle müssen auch für die Forschung auf dem Gebiet der Krebsbetreuung erarbeitet werden und Information über absehbare und unabsehbare Kosten der gebotenen Intervention enthalten.

Annahme und Anpassung des Kostenfaktors, der den Betreuern oft fremd ist und als Anliegen von Wirtschaftsfachleuten und Forschern auf dem Gebiet der Gesundheitspolitik betrachtet wird, wird entscheidend sein, wenn Krebsbetreuung vom Gesundheitssystem akzeptiert werden soll. Den Patienten dabei zu helfen, sich besser zu fühlen, war noch nie eine ausreichende Grundlage für die Bereitstellung einer Betreuung auf breiter Basis. Kann jedoch nachgewiesen werden, daß diese Betreuung den Bedarf der Patienten an spezifischen Medikamenten (Analgetica, Psychotropica) senkt, unnötige Amtswege oder Arztbesuche reduziert, die Medikamentenverträglichkeit verbessert (z. B. weniger Übelkeit und Erbrechen) und ähnliches, dann liefert das ein schlagkräftiges Argument für die Einbeziehung der Betreuung in die routinemäßige Krebstherapie. Auf die erwarteten finanziellen Einsparungen übertragen, wird diese Information einen Anreiz für Krebszentren, Kliniken und Krankenversicherungen bedeuten, nicht nur die Inanspruchnahme dieser Dienstleistung zu fördern, sondern auch die Kosten dafür zu übernehmen.

Ethische Fragen zur Forschung betreffend Betreuung

Die ethische Grundfrage in diesem Forschungsbereich ist, wer diese Intervention bekommen soll. Anders gesagt, ist es ethisch vertretbar, einem Patienten diese Betreuung nicht zu gewähren?

Man kann nun leicht sagen, daß – solange die Kosteneffizienz und der Nutzen für Patienten, Betreuer und Gesellschaft der Betreuung nicht erwiesen ist – die Führung einer Kontrollgruppe „ohne Therapie" ethisch vertretbar ist.

Diese Position hat zwei kritische Aspekte. Der eine ist der, daß Betreuung zwar Verbesserungen bringen kann, aber mit Kosten verbunden ist. Diese Überlegung hat viel für sich. Die Teilnahme an Betreuungsprogrammen erfordert Ausgaben, ein Punkt, der oft übersehen und kaum untersucht wird. Z. B. bedeutet die Zeit, die man von Familie und Arbeit zwecks Teilnahme an den Betreuungssitzungen abwesend ist, Koordination und Bezahlung der Beförderung zu den Sitzungen und die dadurch ausgelöste Gefühlsbelastung „Kosten" für den Patienten. In dem Ausmaß, in dem diese Kosten den Nutzen überwiegen, mag die Zuordnung zu einer Kontrollgruppe vorzuziehen sein.

Der zweite – schwächere – Aspekt besteht im fehlenden Nachweis, daß etwas Betreuung im Vergleich zu gar keiner, für den Patienten eine Verbesserung der Lebensqualität bringt. Die Wertigkeit dieses Aspekts ist keineswegs klar. Da in der Praxis die meisten Forscher, die sich mit Betreuung befassen, aus den Heilberufen kommen, lag – wie Goodare sehr klug überlegt – immer ein starkes Engagement, sogar Voreingenommenheit dahingehend vor, daß jede zusätzliche Hilfe besser als gar keine ist. Nichtsdestoweniger, wie verwirrend und beeinträchtigt die Forschung auch immer war, in einem stimmen die Ergebnisse bemerkenswert überein: Betreuung hilft. Der Schluß daraus ist, daß es zweifellos „unethisch" wirkt, jemandem Betreuung vorzuenthalten, besonders wenn sie sich auch auf eine Form der Aufklärung erstreckt.

Goodare präsentiert auch einige Lösungsvorschläge für dieses Dilemma, viele davon wurden auch in dieser Zeitschrift diskutiert. Im Rahmen der Onkologie ist einer der akzeptabelsten, sogar wünschenswerten, die Form der sog. Wartelistenkontrolle, dies aus vielerlei Gründen. Erstens, wenn mehr als eine Interventionsform getestet wird, können die Patienten in der Kontrollgruppe aus jener Nutzen ziehen, die sich am besten bewährt hat. Zweitens, setzt die Intervention in einer Gruppe später ein, kann der Einfluß des Zeitpunktes, an dem die Intervention einsetzt, auf den Erfolg evaluiert werden. Drittens gewinnen die Patienten in der Wartelistengruppe auch durch die Langzeitüberwachung.

Der letzte Punkt ist wichtig und wird in der Forschung über die Betreuung von Krebspatienten häufig unterschätzt.

Den Wissenschaftern, die sich mit klinischer Forschung beschäftigen, war seit langem bewußt (auch wenn es für sie mitunter überraschend war, das zu hören), daß es Patienten einfach schon als wohltuend empfinden, Fragen über ihre Krankheit zu beantworten und zu wissen, daß sich jemand für ihr Befinden interessiert. Bekannt auch als der Hawthorne-Effekt, benannt nach dem Kraftwerk der Western Electric Corporation in Hawthorne, Massachusetts, wurde nachgewiesen, daß ganz ohne Manipulation allein das Wissen, daß eine Untersuchung im Gange ist, die Menschen zu Veränderungen veranlaßt. (Dies kann als das Gegenteil dessen verstanden werden, was Goodare LeShan als „Verlust"-Phänomene zuschreibt.) Unabhängig von ihrer Zugehörigkeit zu einer Kontrollgruppe sehen sich die Patienten auf einer Warteliste als aktive Teilnehmer an einem längerfristigen Forschungsvorhaben und werten ihre Rolle altruistisch als einen Beitrag zum – wenn schon nicht zu ihrem eigenen – so doch wenigstens zum Wohlbefinden künftiger Patienten.

Die Frage, wer Betreuung bekommen soll, die Goodare in ihrer Einleitung aufwirft und unter ethischen Gesichtspunkten neuerlich anspricht, wurde immer und wird wohl auch in Zukunft beantwortet werden, welche Hilfsquellen vorhanden sind. Sind diese begrenzt, ist der Versuch durchaus gerechtfertigt, jene Patienten einzubeziehen, für die am ehesten Vorteile zu erwarten sind.

Diese Personen gehören zwei Kategorien an: „Hochrisikofälle" für Problemanfälligkeit und Patienten, die an der Teilnahme an Betreuungsprogrammen interessiert sind. Diese schließen sich, wie Goodare anmerkt, unglücklicherweise oft gegenseitig aus. Worden und Weisman (1984) und Greer (1992) fanden heraus, daß ein Viertel bis ein Drittel der Patienten, die sie in ihren Studien als Hochrisikofälle in bezug auf Anpassungsprobleme eingestuft hatten, die angebotene Betreuung ablehnten. Gleichzeitig passen sich Patienten, die Betreuung wünschen, vielleicht schon gut an und haben großzügigen Zugang zu Hilfsquellen.

Hierzulande stellt sich ein weiteres Problem: die steigende Verfügbarkeit von Betreuung. Lange vor der Veröffentlichung des provokanten Berichtes von David Spiegel und Kollegen (1989) über die lebensverlängernde Wirkung der Teilnahme an einer Stützgruppe für Patienten mit fortgeschrittener Krebserkrankung, haben sich die Amerikaner ganz still und leise in Rekordzahlen Selbsthilfe- und Stützgruppen angeschlossen. Eine Schätzung setzt die Mitgliederzahlen in Selbsthilfegruppen in diesem Land bei etwa 7 Millionen an, eine Zahl, die mit der Zahl der Psychotherapiepatienten konkurriert (Jacobs und Goodman 1989). Dieser allgemeine Trend, der noch gefördert wird durch die Bewegung der Überlebenden nach Krebs, veranlaßte viele Krebszentren, ganz ohne Auftrag der Bundesbehörden, für Stützgruppen zu sorgen (Presberg und Levenson 1993). Demzufolge wird es bei der Entwicklung einer randomisierten Untersuchung zur Betreuung nötig sein, das Problem des „Drop-in-Effektes" (oder die Inanspruchnahme von Betreuung außerhalb der Untersuchung) bei Kontrollpatienten oder sogar Mitgliedern der Alternativinterventionsgruppen zu kontrollieren und bei der Auswertung in die Endergebnisse einzubeziehen.

Forschung – wer muß einbezogen werden?

Die Forderung nach mehr Betreuung für Krebspatienten ist wichtig, die Hindernisse auf dem Weg zum Erfolg gehen jedoch über einfache Strategie und Planung hinaus. Um Untersuchungen zustandezubringen, die Kontrolle und Antworten auf die von Goodare in ihrer Übersicht aufgeworfenen Fragen bringen, wird ein beträchtlicher Aufwand an fachlichem Können und finanziellen Mitteln erforderlich sei. Die vom National Cancer Institute und der American Cancer Society für 1992 angegebenen Daten weisen aus, daß nur 0,7 % ihrer Budgets zusammengenommen für psychosoziale Forschung aufgewendet wurden; man kann annehmen, daß auf Interventionsstudien nur ein Teil davon entfiel.

Die Patienten selbst haben sich als eine starke Lobby bei der Sicherstellung zusätzlicher Hilfsquellen erwiesen. Als Reaktion auf die Forderung seitens der Öffentlichkeit hat das National Cancer Institute in den letzten 18 Monaten 4 wichtige „Ansuchen für Anträge" gestartet, die Steuerbegünstigungen für vergleichende Anträge beinhalten. Diese Ansuchen hatten das Ziel, die Wissenschafter zu ermutigen: 1. Trainings- und Lebensqualitätsinitiativen bei Schmerzpatienten mit Krebs zu entwickeln, 2. krebsspeziifische Maßnahmen für das psychosoziale Funktionieren für bestimmte Bevölkerungsgruppen (Afroamerikaner, Amerikaner spanischer Abstammung, Menschen mit geringem Einkommen) zu schaffen und in Kraft zu setzen, 3. die Wirksamkeit von Interventionen mit dem Ziel, Ängste bei gesunden Personen mit hohem Krebsrisiko oder Patienten mit Krebs im Frühstadium zu vermindern, zu planen und zu untersuchen, 4. das Ausmaß der psychosozialen und physischen Morbidität im Zusammenhang mit dem Überleben festzustellen und Interventionen zu seiner Verringerung zu entwickeln. Zusätzlich zur Notwendigkeit, die entsprechenden finanziellen Mittel bereitzustellen, ist ein weiterer wichtiger Bestandteil in den Bemühungen, die Wirksamkeit der Betreuung von Krebspatienten nachzuweisen, die Einbeziehung des medizinischen Behandlungsteams in diese Untersuchungen, was mich zu meinem letzten Punkt bringt.

Goodare beginnt ihren Artikel mit der Feststellung, daß nicht alle Onkologen zur Kenntnis nehmen, daß die Patienten Betreuung brauchen. Tatsächlich haben Doan et al. (1993) eine interessante Studie durchgeführt, die Unterschiede im Glauben an den Einfluß psychischer Faktoren bei Krebs zwischen Laien und Medizinern aufzeigte. Eine wirksame Strategie, um die skeptische Gruppe von der Wirksamkeit dieser Programme zu überzeugen, wird in ihrer Einbeziehung in den Auswertungsprozeß bestehen. Dies wird zwei wesentlichen Zwecken dienen: zum einen die Erhöhung der Wahrscheinlichkeit, daß die Ziele der Betreuung und folglich auch die Erfolgsbewertung auch Bedeutung für die medizinische Praxis gewinnen, zum anderen werden dadurch die Besorgnisse hinsichtlich Voreingenommenheit bei der Interpretation verringert, besonders dann, wenn das medizinische Team als neutraler oder objektiver Beobachter eingesetzt wird.

Das medizinische Personal im allgemeinen und die Ärzte im besonderen müssen sehen, wie diese Interventionen für ihre Patienten und damit auch für sie und ihre Arbeit hilfreich sind. Um dies zu erreichen, müssen die Forscher ihre Aufmerksamkeit nicht nur dem Widerstreben seitens der Patienten, sondern auch dem seitens des onkologischen Umfeldes gegen Versuche, Betreuungsmaßnahmen zu planen, schenken. Unter den Patienten, die für Betreuungsprogramme zu ihrer Unterstützung ausgesucht werden, finden sich oft Ablehnung oder das Gefühl, überrollt zu werden. Sie sehen die Einbeziehung in ein solches Programm häufig als Bedrohung oder Zweifel an ihrer Fähigkeit, mit der Krankheit fertig zu werden. Das medizinische Personal teilt häufig diese Haltung, obwohl es diese Gefühle anders zum Ausdruck bringt. Die Überzeugung, daß

Betreuung die Ängste des Patienten vermehrt oder eine Bedrohung der Arzt-Patient-Beziehung darstellt, sabotiert auch die sorgfältigst geplanten Studien. Einige Mitglieder des medizinischen Teams sind der Ansicht, daß sie selbst bereits alle nötige Unterstützung und Betreuung bieten, deren ihre Patienten bedürfen. Wieder andere glauben, daß der Bedarf an zusätzlicher Betreuung ein schlechtes Licht auf ihre eigenen Fähigkeiten werfen könnte.

Die Forschung hat gezeigt, daß der Glaube an und das Vertrauen in die Ärzte ein Schlüsselelement für die Bereitschaft der Patienten ist, eine Therapie konsequent zu verfolgen (Penman et al. 1984). Der Glaube der Ärzte an die Wirksamkeit der Betreuung muß daher als ein ebenso wichtiger Beitrag zum Erfolg, wie der Glaube des Patienten betrachtet werden. Zumindest dienen diese Überzeugungen als Barriere oder Erleichterung, für Einbeziehung und Zugang von Patienten.

Schlußbemerkung

Interessanterweise haben sich die Forschungen bezüglich Betreuung einerseits und Krebstherapie andererseits in entgegengesetzte Richtung entwickelt. Bis in die letzte Dekade galt das Hauptaugenmerk der Forschungen zur Krebsbehandlung Therapieformen, die die Lebenserwartung verbesserten. Mitte der 80er Jahre trat hierzulande eine kleine, aber wichtige Verschiebung ein. Die Food and Drug Administration stellt formell fest, daß Verbesserung der Lebensqualität eine der beiden Bedingungen für die Zulassung neuer Krebsmedikamente darstellt, die andere ist eine verbesserte Lebenserwartung.

Im Gegensatz dazu hat sich Forschung, hinsichtlich der Betreuung von Krebspatienten bis in den letzten 10 Jahren (oder weniger), auf die Auswirkung solcher Interventionen, auf die Anpassung des Individuums an die Krankheit oder auf die Lebensqualität konzentriert. Erst seit kurzem wurden Verbindungen (und Daten) vorgelegt, die auf einen Einfluß solcher Bestrebungen auf den Krankheitsverlauf hinweisen.

Das Interesse an Betreuung von Krebspatienten ist infolge von Erfolg und Mißerfolg der Krebsmedizin angewachsen. Mit der wachsenden Zahl der geheilten oder länger lebenden Krebspatienten, rückte das Anliegen der Lebensqualität in den Mittelpunkt der Aufmerksamkeit. Gleichzeitig hat das Versagen, eine definitive Therapie zu finden, einige dazu angeregt, früher nicht beachtete Aspekte des Zusammenhanges zwischen Körper und Seele zu überprüfen in der Hoffnung, neue Einblicke in Tumorentstehung und -wachstum zu gewinnen.

Goodare arbeitet sehr gut heraus, daß es sich hierbei um eine junge Wissenschaft handelt, die noch viele Probleme anzugehen hat. Heute befinden wir uns an einem faszinierenden, jedoch kritischen Kreuzungspunkt dieses Unterfangens. Die auf uns zukommende Herausforderung besteht darin, erfolgreich die biomedizinischen und psychosozialen „Therapien" zu vereinen (und die auf diesen Gebieten Tätigen), um für möglichst viele Patienten das Bestmögliche zu erreichen. Ein zusätzlicher Nutzen mag dann vielleicht sein, uns einen Schritt näher zu einer Heilung zu bringen.

Literatur

Anderson BL (1992) Psychological interventions for cancer patients to enhance the quality of life. J Consult Clin Psychol 60: 552–568

Cella DF, Sarafian B, Snider PR, Yellen SB, Winicur P (1993) Evaluation of a community-based cancer support group. Psycho Oncol 2: 123–132

Cunningham AJ (1988) From neglect to support to coping: the evolution of psychosocial intervention for cancer patients. In: Cooper CL (ed) Stress and breast cancer. Wiley, New York

Doan BD, Gray RE, Davis CS (1993) Belief in psychological effects on cancer. Psycho Oncol 2: 139–150

Fawzy FI, Cousins N, Fawzy NW, Kemeny ME, Elashoff R, Morton D (1990) A structured psychiatric intervention for cancer patients. Changes over time in methods of coping and affective disturbance. Arch Gen Psychiatry 47: 720–725

Fawzy FI, Fawzy NW, Hyun CS, Elashoff R, Guthrie D, Fahey J, Morton DL (1993) Malignant melanoma: effects of an early structured psychiatric intervention, coping and affective state on recurrence and survival 6 years later. Arch Gen Psychiatry 50: 681–689

Gelber RD, Goldstein A (1986) A new endpoint for the assessment of adjuvant therapy in postmenopausal women with operable breast cancer. Clin Oncol 4: 1772–1779

Greer S, Moorey S, Baruch JD, Watson M, Robertson BM, Mason A, Rowden L, Law MG, Bliss JM (1992) Adjuvant psychological therapy for patients with cancer: a prospective randomized trial. Br Med J 301: 675–680

Holland JC (1989) Clinical course of cancer. In: Holland JC, Rowland JH (eds) Handbook of psychooncology: psychological care of the patient with cancer. Oxford University Press, New York

Homans G (1958) Group factors in worker productivity In: Maccoby E, Newcomb T, Hartley E (eds) Readings in social psychology, 3rd ed. Hold, Rinehart and Winston, New York

Jacobsd MK, Goodman G (1989) Psychology and self-help groups: predictions on a partnership. Am Psychol 4: 536–545

Kaplan RM, Bush JW (1982) Health-related quality of life measurement for evaluation research and policy analysis. Health Psychol 1: 61–80

Krupnick JL, Rowland JH, Goldberg RL, Daniel UV (1993) Professionally led support groups for cancer patients: an intervention in search of a model. Int J Psychiatry Med 23: 275–294

Marcus AC, Cella D, Sedlacek S, Crawford ED, Crane LA, Garrett K, Quigel C, Gonin R (1993) Psychological counselling of cancer patients by telephone: a brief note on patient acceptance of an outcall strategy. Psycho Oncol 2: 209–214

Massie MJ, Holland JC, Straker N (1989) Psychotherapeutic interventions In: Holland JC, Rowland JH (eds) Handbook of psychooncology: psychological care of the patient with cancer. Oxford University Press, New York

Paul GL (1969) Behavior modification research: design and tactics. In: Franks CM (ed) Behavior therapy: appraisal and status. McGraw-Hill, New York

Penman DT, Holland JC, Bahna GF, Morrow GR, Schmale AH, Derogatis LR, Carnrike CL, Cherry R (1984) Informed consent for investigational chemotherapy: patients and physicians' perception. J Clin Oncol 2: 849–855

Presberg BA, Levenson JL (1993) A survey of cancer support groups provided by National Cancer Institute (NCI) clinical and comprehensive centers. Psycho Oncol 2: 215–217

Spiegel D, Bloom JR, Yalom I (1981) Group support for patients with metastatic cancer: a randomized outcome study. Arch Gen Psychiatry 38: 527–533

Spiegel D, Bloom JR, Kraemer HC, Gottheil E (1989) Effect of psychosocial treatment on survival of patients with metastatic breast cancer. Lancet 2: 888–891

Spiegel D, Spira J (1991) Supportive-expressive group therapy: a treatment manual of psychosocial intervention for women with reccurent breast cancer. Psychosocial Treatment Laboratory, Stanford. University School of Medicine, Stanford CA

Trijsburg RW, van Knippenberg FCE, Rijpma SE (1992) Effects of psychological treatment on cancer patients: a critical review. Psychosom Med 54: 489–517

Watson M (1983) Psychosocial intervention with cancer patients: a review. Psychol Med 13: 839–846

Weinstein MC (1983) Cost-effective priorities for cancer prevention. Science 221: 17–23

Worden JW, Weisman AD (1984) Preventive psychosocial intervention with newly diagnosed cancer patients. Gen Hosp Psychiatry 6: 243–249

Vorträge von den Jahrestagungen
der Österreichischen Gesellschaft für
Psychoonkologie in Bad Ischl

Überlegungen zum systemischen Vorgehen bei schweren Störungen

H. Stierlin

Ich möchte zunächst auf das Wort „systemisch" eingehen, das sich im Titel meines Vortrages findet. Vielen klingt es noch ungewohnt. Als ich es etwa vor zehn Jahren in einem Buchmanuskript benutzte, korrigierte es der Lektor jedesmal in „systematisch". Das würde er heute kaum mehr tun. Denn inzwischen ist von systemischer Therapie fast so häufig die Rede wie von Familientherapie. Auch in Heidelberg definieren wir uns heute eher als systemische Therapeuten denn als Familientherapeuten.

Historisch gesehen kam allerdings die Familientherapie zuerst. Sie kann bald auf ein halbes Jahrhundert Geschichte zurückblicken. In dieser Geschichte zeigt sich uns eine Dynamik, die schwindeln machen kann. Ich denke an die Zeit Ende der 50er Jahre, als ich die Gemeinde der Familientherapeuten näher kennenlernte. Sie war damals noch klein. Ich erinnere mich, wie sie sich fast vollständig in Philadelphia versammelte, um von Murray Bowen, einem ihrer Pioniere, zu hören, wie der seine eigene Großfamilie samt Großeltern, Onkeln und Tanten zu therapieren versucht hatte. Meiner Erinnerung zufolge waren damals keine hundert Leute im Raum. Inzwischen definieren sich in den USA zirka 60.000 Angehörige der helfenden Berufe als Paar- oder Familientherapeuten. Weltweit gibt es an die hundert der Familienforschung oder Therapie gewidmeten Fachzeitschriften, davon ein halbes Dutzend in deutscher Sprache. In den USA hat die Zeitschrift „Family Therapy Neworker" etwa dieselbe Auflagenhöhe wie bei uns „Psychologie heute", nämlich zwischen 70.000 und 90.000. Wie in der übrigen Psychoszene beobachten wir auch im Familientherapiebereich einen anscheinend unaufhaltsamen Differenzierungs- und Aufspaltungsprozeß. Derzeit läßt sich von zirca 30 hauptsächlichen familientherapeutischen Schulen bzw. Ansätzen ausgehen. Und es gibt wohl kaum eine Therapieform, sei dies nun Psychoanalyse, Verhal-

tenstherapie, Gesprächstherapie, Transaktionsanalyse, Sextherapie oder
was auch immer, bei der Familientherapeuten nicht Anleihen gemacht
haben.

Die rasante Entwicklung der Familientherapie verdankt sich nicht zuletzt den in den 40er und 50er Jahren erblühenden modernen Systemwissenschaften, wie der allgemeinen Systemtheorie, der Informationstheorie, der (mathematischen) Spieltheorie und vor allem der Kybernetik.
Diese Systemwissenschaften lieferten Modelle, die die biologischen Wissenschaften revolutionierten. Diese Modelle traten größtenteils an die
Stelle derjenigen, die sich an die eher statischen Konzepte einer Newtonschen Mechanik angelehnt hatten. Diese Konzepte – oder nun wohl richtiger: Analogien – hatten auch Freud dazu gedient, seelische Prozesse
verstehbar zu machen. Man denke an seinen Energiebegriff oder Begriffe
wie Besetzung, Widerstand, Übertragung, Reaktionsbildung, die in den
Naturwissenschaften des ausgehenden 19. Jahrhunderts ihren Platz hatten. Und diesen Platz verloren sie, als Wissenschaftler die Dynamik und
Komplexität der in lebenden Systemen ablaufenden Prozesse zu erfassen
suchten. Wir bekommen eine Vorstellung von dieser Dynamik und Komplexität, wenn wir uns daran erinnern, daß in jedem Augenblick in jeder
der abermillionen Zellen unseres Körpers etwa 2000 chemische Reaktionen gleichzeitig ablaufen, die sich gegenseitig steuern, aber auch wieder
der Steuerung durch Systeme unterliegen, die wir heute als das hormonale,
das neuronale, das Immunsystem und das Polypeptidsystem bezeichnen.

Es war vor allem die Kybernetik, die ein neues, wenn man so will:
komplexeres Kausalverständnis ermöglichte. Sie brachte verschiedene Formen von Rückkoppelungsprozessen in den Blick. Man sprach etwa von
positiver oder abweichungsverstärkender Rückkoppelung, wenn diese mit
schnellen Veränderungen einherging. Ein Beispiel dafür wäre die Kernspaltung. Man sprach dagegen von negativer oder abweichungsreduzierender Rückkoppelung, wenn, wie bei einem Thermostaten, Abweichungen von einem gegebenen Zustand, z. B. der eingestellten Temperatur, praktisch verhindert wurden. Man spricht in diesem Zusammenhang auch von Regelkreisen, in denen die Worte Regel und Kreisgeschehen und damit auch zirkuläre Kausalitäten anklingen.

Es war in erster Linie der englische Anthropologe Gregory Bateson,
der kybernetische Modelle anwendete, um auch psycho-soziale Prozesse
zu verstehen. Obschon selbst kein Therapeut, darf er als der theoretische
Erzvater Jakob, der Familien- und nun auch systemischen Therapie
gelten. Er war ein unruhiger Sucher, der verschiedenste Wissenschafts-

gebiete durchstreifte. Er studierte etwa Verhaltensmuster milanesischer Stämme, beschäftigte sich mit der Evolutionstheorie, der Theorie logischer Typen, wie sie von den Philosophen Russell und Whitehead entworfen worden war, mit den Techniken der Nazipropaganda, mit dem Verhalten von Delphinen, Tintenfischen, Schizophrenen und vielem anderen. Er ist der Schöpfer des Begriffes „double-bind", den ich auf Deutsch mit „Beziehungsfalle" übersetzt habe, und der allein inzwischen Hunderte von Studien ausgelöst hat.

Batesons Leben und Sterben darf nicht zuletzt das Interesse von Psychoonkologen beanspruchen. Bei ihm wurde, als er etwa Mitte siebzig war, ein Bronchialkarzinom diagnostiziert. Wie ich ihn selbst sagen hörte, fand der ihn operierende Chirurg einen inoperablen Tumor vor. Er nähte Batesons Brustkorb wieder zusammen und erzählte Bateson's Frau, daß dieser nur noch einige Wochen zu leben hätte. Als Bateson dies erfuhr, setzte er von sich aus die Chemotherapie ab. Er hatte noch zwei Bücher zu schreiben und wollte dafür einen klaren Kopf behalten. Er hatte aber auch im Krankenhaus ein Erlebnis, das ihn in solchem Beschluß bestärkte. Er traf dort eine philippinische Heilerin, die ihm sagte: „Gregory, du hast einen absterbenden Tumor". Bateson lebte danach noch über zwei Jahre. Es waren, seinen eigenen Aussagen zufolge, die erfülltesten seines Lebens. Er hätte vielleicht noch länger gelebt, hätte er sich nicht noch auf eine strapaziöse Europareise eingelassen.

Mit Blick auf das Thema meines Vortrages zeigt sich uns Bateson als derjenige, der uns menschliches Verhalten als in einen Kontext oder eben auch System eingebettet zu sehen lehrte. Um anschaulich zu machen, wie sich das Verhalten eines einzelnen im Lichte eines gegebenen Kontextes bzw. eines regelgesteuerten Systems verstehen läßt, können wir uns ein Fußballspiel vorstellen, bei dem wir uns 21 Spieler samt Schiedsrichter hinwegdenken. Der einzige, nicht weggedachte Spieler dürfte uns dann in seinem wilden Hin- und Hergerenne bald einweisungsreif erscheinen (dieses Beispiel verdanke ich meinem Kollegen Fritz Simon).

Ähnlich läßt sich das psychosoziale Verhalten eines einzelnen wohl kaum angemessen verstehen, denken wir uns den relevanten zwischenmenschlichen Kontext hinweg. Das ist in der Regel die gegebene Familien- und Paarbeziehung. Darin suchen nun mehr Familien- und Paartherapeuten nach den (mehr oder weniger) verborgenen Regeln, die das Verhalten der Systemmitglieder verständlich machen können. Es ließe sich hier auch von (Beziehungs-)Spielen sprechen, die aber nun folglich nur Eigentore in Form von Symptomen, Leiden und Verbitterung hervorbringen. Beim näheren Hinsehen ließen sich jeweils bestimmte Muster erkennen, die wiederum Ausdruck und Folge bestimmter Einstellungen und Grundannahmen der Systemmitglieder waren. Teilten die Systemmitglieder etwa die Grundannahme, daß jedes Mitglied für sich alleine nicht überlebensfähig war und daß es dem einzelnen nur gutgehen konnte, wenn es allen anderen gutging, dann waren Beziehungsmuster vorprogrammiert, die einer fälligen Individuation der Familienmitglieder entgegenwirkten. Trennung konnte nun subjektive Katastrophe bedeuten. Indem die Mitglieder immer wieder den seelischen Schulterschluß suchen, schotten sie sich gegen die Informationen und Herausforderungen aus der Außenwelt ab. Solche Familien können keinen offenen Konflikt riskieren. Konflikte müssen daher im Familienuntergrund ausgetragen werden. Nach außen beeindrucken solche Familien durch anscheinende Harmonie und Freundlichkeit, aber im Familienuntergrund gärt es nun sozusagen. Viele Familienforscher und Therapeuten haben inzwischen Angehörige solcher Familien als Kandidaten für schwere – sowohl psychosomatische als auch psychotische – Störungen beschrieben. Salvador Minuchin etwa, einer der Pioniere der Familientherapie, beobachtete bei sogenannten psychosomatischen Familien vier hauptsächliche Charakteristika. Er nannte sie: Starrheit (rigidity), Überfürsorglichkeit, Verstrickung (enmeshment) und Konfliktvermeidung. Das sind zugegebenermaßen grobe Kategorien. Aber sie treffen doch, wie auch unsere Heidelberger Erfahrung zeigt, manches Typische an Familien, bei denen sich die genannten schweren Störungen vorfinden. Ich sprach in diesem Zusammenhang auch von Bindungsfamilien.

Inzwischen entwickelten Familientherapeuten ein großes Arsenal von Techniken, um die Mitglieder solcher Familien gleichsam voneinander zu entbinden, d. h. deren Individuation zu fördern und dabei doch deren Verbundenheit bestehen zu lassen, ja weiter zu vertiefen. Ich sprach hier von der fälligen Entwicklung einer bezogenen Individuation in der Familie bzw. einer fälligen familienweiten Co-Individuation und Co-Evolution. Doch weiter: es stellte sich heraus, daß es nicht immer die Familien- und Paarbeziehungen waren, die den Kontext bildeten, von dem her sich symptomatisches bzw. problematisches Verhalten verständlich machen ließ. Es konnte dies auch die Beziehung zwischen Lehrern und Schülern, zwischen Gleichaltrigen (peers), zwischen Arbeitgeber und Arbeitnehmer, zwischen den chronisch Kranken auf einer psychiatrischen Station, ja zwischen professionellem Helfer und Klienten sein. Daher war in den letzten Jahren immer mehr die Rede von dem Problemsystem oder auch dem durch ein Problem definierten System. In den meisten Fällen blieb dies jedoch die Familie.

Allerdings: in dem Begriff „Problemsystem" bringt sich auch eine Problematik zum Ausdruck, die bis heute systemischen – und Familientherapeuten zu schaffen macht. Denn das darin enthaltene Wort „Problem" verweist auf etwas, das nicht in Ordnung ist. Und das setzt nun bei Betroffenen sehr schnell Prozesse in Gang, die sich um einfache Kausalerklärungen bemühen. Es läßt sich von einer klinearen Kausalitätssuche sprechen, die gerade die wichtigsten Erkenntnisse der Systemwissenschaften negiert, also negiert, daß in lebenden und insbesondere auch psychosozialen Systemen die Dinge auf komplexe Weise miteinander vernetzt sind, daß dabei immer wieder Rückkoppelungsprozesse zur Wirkung kommen, daß man jeweils von einer zirkulären und Multikausalität ausgehen muß, die für unser Begreifen die größte Herausforderung darstellt. Und das wird bei einer linearen Ursachensuche schnell vergessen. Schlimmer noch: die lineare Ursachensuche verbindet sich nun mit der Suche nach einem Schuldigen. Wir müssen uns daran erinnern, daß das griechische Wort „aitia", das sich in dem medizinischen Terminus „Ätiologie" wiederfindet, sowohl Ursache als Schuld bedeutet. Da scheint sich seit der Zeit der Griechen an unseren Sprach- und Denkgewohnheiten wenig geändert zu haben. Aber das hat im psycho-sozialen und insbesondere im psychoonkologischen Bereich oft schlimme Folgen. Macht man sich erst einmal die Vorstellung von psychischen Ursachen zu eigen, die den psychosomatischen Krankheiten und insbesondere auch Krebskrankheiten zugrundeliegen sollen, dann stellt sich auch fast zwangsläufig die Frage nach der jeweiligen Verantwortlichkeit, nach der Schuld. Und dabei kommt dann oft zusätzlich ein verhängnisvolles Entweder-Oder-Denken zum Zuge. Man ist entweder ganz verantwortlich oder gar nicht verantwortlich, entweder schuldig oder unschuldig, entweder Täter oder Opfer. Und das gilt für das Verständnis und die Bewertung von sowohl schweren psychosomatischen als auch psychotischen Störungen. Auch bei den letzteren zeigt sich heute vielerorts die Tendenz, sich von einem komplexen, systemischen Verständnis bio-, psycho-, sozialer Prozesse abzukehren und auf simple lineare bzw. monokausale Erklärungsmuster zurückzugreifen. Leider muß festgehalten werden, daß auch prominente Vertreter der psychotherapeutischen und nicht zuletzt familientherapeutischen Zunft zu solcher Entwicklung beigetragen haben. So war bei diesem etwa die Rede von der schizophrenogenen Mutter, auch von der schizophrenogenen Familie oder auch von schmutzigen Spielen, die in einer

Familie gespielt wurden und sozusagen auf dem Rücken des später schizophren werdenden Patienten ausgetragen wurden. Im Bereich der Psychoonkologie haben ebenfalls den Medien gewährte Interviews prominenter Psychotherapeuten den Eindruck entstehen lassen. daß hier einfache lineare Ursache-Wirkungs-Ketten ins Spiel kommen, ja daß eine sogenannte Krebspersönlichkeit sich ihren Krebs selbst zuzuschreiben habe. Hier ist sicher noch viel Aufklärungsarbeit nötig.

Was bedeutet es nun für den Begriff des „Problemsystems"? Ich meine, man muß diesen Begriff sehr skeptisch betrachten, insoweit er impliziert, daß ein System wie eine Familie und Paarbeziehung den Nährboden oder Entstehungsort für unter Umständen schwere Störungen darstellt. Denn das kann, wenn überhaupt, nur die halbe Wahrheit sein. Der andere Teil der Wahrheit ist, daß in dem, was sich als Problem zeigen mag, auch die wichtigste Ressource für eine Problemlösung, also Heilung, liegt. Wenn systemische Therapeuten in den letzten Jahrzehnten eines gelernt haben, dann ist es, ressourcenorientiert zu arbeiten. Das bedeutet: sie haben gelernt (oder sollten, wo sie sich noch in Ausbildung befinden, lernen), auch gerade dort Ressourcen zu nutzen, wo Klienten Probleme anbieten. Ich denke dabei an Ressourcen wie Einsatzbereitschaft, Loyalität, das Zurückstellen eigener Bedürfnisse und ähnliches, Ressourcen, die einerseits einengende, konfliktvermeidende Bindungen zu stiften vermögen, sich nun aber andererseits nutzen lassen, um die fällige familienweite Co-Individuation und Co-Evolution zum Vorteile aller Beteiligten voranzutreiben. Als systemische Therapeuten haben wir dabei viel von Hypnotherapeuten gelernt, bei denen dem Begriff der „Utilisation", der Nutzung, d. h. der Nutzung auch und gerade von Symptomen, eine zentrale Bedeutung zukommt. Wir in Heidelberg lernten auch viel von Steve de Shazer, der uns in den letzten Jahren oft besucht und mit seiner lösungsorientierten Kurztherapie vertraut gemacht hat.

Das Hauptinteresse unseres Heidelberger Teams bei einem lösungsorientierten Vorgehen sind Fragen: Wir sprechen auch von einem systemischen Fragen, das sich aus dem zirkulären Fragen, wie es von dem Mailänder Team eingeführt wurde, entwickelt hat. Leider erlaubt die mir bemessene Zeit nicht, dieses fragende Vorgehen näher darzustellen. Dazu wäre auch am ehesten eine Falldemonstraion geeignet, wie ich sie in meinem Seminar anhand eines Videoprotokolles liefern werde. Hier kann ich nur sagen, daß mindestens 80 % unserer Fragen hypothetisch sind, daß sie sich größtenteils auf die Zukunft beziehen, daß sie dazu beitragen sollen, den Möglichkeitssinn, anstatt den Wirklichkeitssinn zu entwickeln, daß sie Unterschiede einführen, die für die Lebensgestaltung der Betroffenen einen positiven Unterschied machen, und daß sie überhaupt neue Optionen und Freiheitsgrade in den Blick zu bringen versuchen.

Psychoanalytische Ansätze zum Krebsverständnis

M. Kahleyss

Psychopathogenese

Der Krebskranke hat ein gestörtes Körperbild. Den Verzerrungen des Körperbildes ist daher eine erhöhte Aufmerksamkeit zuzuwenden. Die ursprüngliche Wahrnehmung ist zweidimensional. Die dreidimensionale Wahrnehmung muß im Verlauf der ersten Lebensjahre erst erlernt werden. Wichtig ist die Wahrnehmung des Unterschiedes zwischen innen und außen. Die Vorstellungen über den eigenen Körper sind also einem Reifungsprozeß unterzogen. Dabei zu berücksichtigen ist insbesondere das Verhältnis der Teile zum Ganzen sowie die schon erwähnte räumliche oder dreidimensionale Gliederung.

Der Aufbau einer psychischen Struktur, die maßgeblich zum späteren Identitätsgefühl beiträgt, ist gleichfalls störbar und von günstigen sozialen Bedingungen abhängig. Die Verhältnisse in der primären Bezugsgruppe tragen maßgeblich zum Aufbau einer strukturell stabilen Person bei. Die ausgereifte oder entfaltete Person erfährt eine feste Strukturierung in die Bereiche Es, Ich und Überich. Wenn diese Reifung mißlingt, sprechen wir von einem strukturellen Defizit. Zu den intakten Ich-Funktionen gehören einerseits die Wahrnehmung des Selbst, andererseits die Prüfung und Beurteilung der äußeren Realität. Eine besonders zu erwähnende Schwäche eines strukturell beschädigten Ichs ist die Abwehr. Abwehr wird verstanden als die Gesamtheit aller psychischen Operationen, die eine permanente psychische Leistungsbereitschaft gewährleisten und im Sinne einer Protektion des Somatischen wirksam sind. Beim Krebskranken ist eine verfehlte und maladaptive Abwehr die Regel. Es gilt, diese Insuffizienz der psychischen Abwehr zu erkennen und durch psychotherapeutische Maßnahmen auszugleichen.

Faktoren, welche die Integration des Trieblebens und die energetische

Bereitstellung für den psychischen Aufbau der Person behindern, stellen eine potentielle Gefährdung des Subjektes im Hinblick auf spätere Erkrankungen dar. Zu nennen ist hier insbesondere eine Ungleichmäßigkeit der Ich/Es-Matrix. Calogeras spricht hier sogar von einem „Grundbruch"; (Calogeras und Berti 1991, S 261). Dieser Grundbruch korreliert mit archaischen psychischen Mechanismen im Sinne der Verkehrung innerer Wahrnehmungen nach außen. Die Anomalien in diesem Stadium der Persönlichkeitsentwicklung fassen wir gewöhnlich unter dem Begriff der Grundstörung (basic fault) zusammen. Formen dieser Grundstörung sind bei fast allen Krebspatienten in mehr oder minder starker Ausprägung anzutreffen.

Auslösende Momente einer Krebserkrankung sind oftmals beschrieben worden. Es handelt sich dabei um Kränkungen, den Verlust einer nahestehenden Person sowie eine masochistische und subdepressive Einstellung zum Leben. Durch die genannten Ereignisse oder Lebensgewohnheiten wird die psychische Abwehr auf eine harte Probe gestellt und oftmals überstrapaziert. In einem solchen Stadium kommen die Bedingungen zustande, die eine Grundstörung aktivieren und das Wachstum eines Karzinoms in Gang setzen.

Grundstörung und Ataxie der Triebfragmente

Calogeras postuliert für den Krebskranken ein unausgeglichenes Es. „Letztlich gehen wir davon aus, daß unbewußte Impulse des Es oder Energiequellen dieser Krebspatienten im Ungleichgewicht sind." (Calogeras und Berti 1991, S 261). Sodann verweist er auf den bereits erwähnten „Grundbruch". Zu dieser Arbeitshypothese gibt es einen bemerkenswerten Hinweis von W. Loch aus dem Jahre 1965. Er diskutiert die Folgen, wenn hereditär verankerte Triebfragmente nicht zusammenpassen, und fragt, ob ein funktioneller Zusammenschluß dieser Fragmente überhaupt möglich ist und wenn, in welcher Form (Loch 1965, S 179)? Wenn dieser Zusammenschluß mißlingt, spricht W. Loch von einer Ataxie der Triebfragmente und leitet damit zu einer mutmaßlichen Asynergie der Partialtriebe über (S 185).

Eine Unausgeglichenheit der Ich/Es-Matrix und die Annahme einer hereditär verankerten Ataxie der Triebfragmente bilden demnach ein identisches Konzept, das geeignet ist, bestimmte Merkmale der Grundstörung, die für den Krebskranken charakteristisch sind, zu bestimmen. Bekanntlich wird eine Grundstörung bei unterschiedlichen Krankheitsbildern zugrunde gelegt. Hier erscheint meines Erachtens ein Charakteristikum, das für den Krebskranken typisch ist.

Kleinianische Autoren (zitiert nach Hinshelwood und Weiß) haben dieses Konzept in bezug auf die Borderline-Struktur weiter ausgeführt. Es ist die Rede von Agglomeraten einander widerstrebender Affekt- und Triebregungen, die undifferenziert nebeneinander existieren und noch zu unreif sind, um in ein konfliktuöses Verhältnis zueinander treten zu können (Hinshelwood 1993, S 240). Natürlich haben diese Nuklei agglomerati des Selbst die Tendenz, eine einheitliche Matrix zu bilden. Es erhebt sich aber die Frage, ob dies bei einer Ataxie der betreffenden Fragmente oder Nuklei in ihrem bestehenden Verhältnis zueinander möglich ist.

Die auf einer hereditären Ataxie beruhende Unausgeglichenheit der Ich/Es-Matrix hat enge Beziehungen zur paranoid-schizoiden Position wie sie von der kleinianischen Richtung definiert wird. Ein hauptsächliches Merkmal dieser Entwicklungsstufe ist der Mangel an Kohäsion und das damit verbundene Gefühl der Fragmentierung. Die mit der Fragmentierung einhergehenden Dissoziationsmechanismen erzeugen Angst. Die Abwehr dieser Angst erfolgt in der Regel durch Vorformen der projektiven Identifizierung. Diese frühen psychischen Aktivitäten sind nicht ganz unstrittig und empirisch nur schwer zu überprüfen. Semiotische und analytische Erkundungen weisen aber in diese Richtung. Die Angst des Patienten vor innerer Auflösung ist durch die Kontrolle der Gegenübertragung beim Therapeuten relativ gut zu belegen. „Die paranoid-schizoide Position ist der Versuch, den Todestrieb dauerhaft abzulenken, um auf diese Weise die Zuversicht zu erlangen, nicht in Stücke zu zerfallen." (Hinshelwood 1993, S 233).

Traumgedanken und Phantasie

Unter den psychotherapeutischen Techniken haben Entspannung und Visualisierung beim Krebskranken einen besonderen Rang eingenommen. Sie werden für gewöhnlich auch als imaginative Techniken bezeichnet. Die auf Freud zurückgehende Psychoanalyse unterscheidet zwischen Primär- und Sekundärprozeß. Zum Primärprozeß gehören Träume und Phantasien; zum Sekundärprozeß gehört: Wahrnehmen, Denken, Sprechen, Urteilen.

Die kleinianische Richtung hat das Konzept der unbewußten Phantasie wesentlich erweitert und modifiziert. Eine maßgebliche Autorin dieser Neuformulierung ist Susan Isaacs, deren Arbeiten im folgenden nach Hinshelwood referiert und zitiert werden. „Phantasie ist der primäre Inhalt unbewußter psychischer Prozesse … Die gesamte psychische Aktivität beruht auf phantasierten Beziehungen zu Objekten … Da die unbewußte Phantasie die psychische Repräsentation der Triebregungen darstellt, steht sie von allen psychischen Phänomenen der biologischen Natur des Menschen am nächsten." (Hinshelwood 1993, S 41.)

Streng genommen wird durch diese Neufassung des Phantasiekonzeptes die Unterscheidung von Primär- und Sekundärprozeß nicht länger aufrechterhalten. D. Meltzer und W. Bion haben das neue Konzept aufgegriffen und fortentwickelt. Meltzer spricht von „Traumleben"; Bion von „Traumgedanken". Eine abermalige Weiterentwicklung erscheint in Bions System der Alpha-Funktion in Abgrenzung zu den „unbrauchbaren" Beta-Elementen. Eine Erläuterung dieser Theoreme würde hier zu weit führen. Psychoanalytisch orientierte Psychotherapeuten, die mit imaginativen Techniken arbeiten, finden bei diesen Autoren aber wesentliche Informationen. Träume und Phantasien sind mit dem Einsatz imaginativer Techniken jedenfalls eng verwandt und sollten daher entsprechend theoretisch reflektiert werden. Heuristisch besehen ist die alte Unterscheidung in Primär- und Sekundärprozeß weiterhin sinnvoll (Laplanche und Pontalis 1972, S 396 ff). Die imaginativen Techniken stimulieren den Primärprozeß und führen bei entsprechender therapeutischer Durcharbeitung zu einer besseren Integration von Primär- und Sekundärprozeß. Neben der Visualisierung soll auch die Musiktherapie hier Erwähnung finden. Rhythmus und Melodie sind nach der alten Definition Elemente des Primärprozesses.

Calogeras und Berti haben über eine psychoanalytische Langzeittherapie bei einer Patientin mit einem Genitalkarzinom berichtet. Der Methode entsprechend lag der Schwerpunkt auf der verbalen Intervention. Ein weiterer wichtiger Zug war die Traumdeutung. Es wurden aber auch die „Kalligraphien" der Patientin durchgesprochen; sie hatte ihre Zeichnungen und Bilder auf eigenen Wunsch in die Therapie eingebracht. Um zu zeigen, welche Veränderungen sich im Traumvorgang abgespielt haben, seien die beiden Träume zu Beginn und am Ende der Behandlung hier referiert:

Der Traum, den die Patietin zwei Monate nach Beginn der Behandlung träumte, lautet wie folgt (Calogeras und Berti 1991, S 235):

„Ich bin auf einem fremden Planeten wie in einem Science-fiction-Film. Ich bin ungefähr 12 oder 13 Jahre alt (in früheren Versionen des Traumes war sie 4 oder 5), und ich bin ganz allein. Der Boden ist trocken und voller Krater, wie auf dem Mond. Ich suche und suche, aber ich finde keine Menschen."

Interpretation: Der Lebensgrund ist ausgetrocknet. Eine animalische Lebenswelt existiert nicht. Die Patientin fühlt sich ausgestoßen und verlassen. Sie ist allein und sucht ohne Erfolg nach einem anderen Menschen.

Der Traum, den die Patientin am Ende der Behandlung berichtet, lautet folgendermaßen (Calogeras und Berti 1991, S 254):

> „Ich bin in diesem Zirkus und turne am Trapez und vollführe all diese schönen Kreise in der Luft. Mein Fänger ist jemand, der wie ein japanischer Ringer aussieht, den ich als Kind bewunderte, aber er könnte auch ein Europäer sein. Plötzlich mache ich das letzte Kunststück – einen $3\frac{1}{2}$-fachen Salto ohne Netz – und ich schließe ihn erfolgreich ab. Und ich wache mit wildem Herzklopfen auf und hab' dieses Hochgefühl."

Interpretation: Die Patientin hat ein lebendiges Körpergefühl mit einem intakten Körperbild. Sie verspürt Herzklopfen. Ihre Muskelkraft und Geschicklichkeit (Innervation) erprobt sie an einem Gerät zum Kunstturnen. Das Turnen am Trapez entwickelt sie zu einer eigenverantwortlichen Bewegungsform („schöne Kreise") und erfreut sich daran im Hochgefühl ihrer wiedergewonnenen Kreativität („das Kunststück"). – Die Umwelt ist bunt und von Lebendigkeit erfüllt. Es herrschen Spannung und Bewegung. Sie hat eine nahe Bezugsperson, nämlich ihren „Fänger". Dieser kann eine Elternfigur sein oder aber ihr Therapeut (Übertragung). Sie hat also die andere Person, die zu ihr paßt, gefunden.

Traumgedanken und unbewußte Phantasien haben durch die Therapie also eine gewaltige Umwälzung erfahren, so daß man geradezu von einem qualitativen Sprung sprechen kann. Nicht immer kann der therapeutische Eingriff so erfolgreich sein. Er beweist aber, daß psychosemiotische Ressourcen ein dankbares Potential darstellen, womit der erfahrene Psychotherapeut, in diesem Fall der Psychoanalytiker, arbeiten und Erfolge erzielen kann. Es soll schließlich nicht unerwähnt bleiben, daß die genannte Patientin von ihrem Krebsleiden geheilt werden konnte.

Imaginative Verfahren

Über die Anwendung imaginativer Verfahren ist in den letzten Jahren reichlich Material publiziert woden. Die voneinander differierenden Ansätze können hier nicht im einzelnen referiert werden. Stellvertretend sei die Arbeit von I. Sokal genannt. Das therapeutische Konzept der Visualisierung besteht generell darin, daß die Welt der inneren Bilder entstört, geordnet und aktiviert wird. Kreative Fähigkeiten, die verschüttet waren, werden geweckt. Entscheidend ist natürlich, daß die inneren Bilder nach außen gebracht und damit interpersonal objektiviert werden. Die tiefe Spaltung zwischen Phantasie und Traumleben einerseits und den operationalen Ich-Funktionen andererseits kann somit ein Stück weit aufgehoben werden. Die Frage, aus welchen Gründen beim Krebskranken das unbewußte Phantasieleben entdifferenziert und atrophisch ist, läßt sich beim derzeitigen Stand der Untersuchungen nicht sicher beantworten. Zu erwähnen ist, daß chronische Schmerzen und bestimmte Medikamente sowie Alkohol das Traumleben unterdrücken. Die Tatsache bleibt somit bestehen, daß im Hinblick auf erfolgte Remissionen und die Verbesserung der Lebensqualität die imaginativen Verfahren sich bewährt haben. Dies dürfte allerdings nicht karzinomspezifisch sein. Auch bei schweren Depressionen wird dank der Anwendung visualisierender Verfahren über Erfolge berichtet. Entscheidend dürfte sein, daß die unbewußte Phantasietätigkeit stimuliert und mit der normativen Lebenswelt in eine verträglicher Balance gebracht werden kann.

Einer besonderen Erwähnung bedarf eine Entgleisung oder Entartung des primärprozeßhaften Traumlebens. Gemeint ist ein Abgleiten von visuellen Vorstellungen in eine paranoide Erlebniswelt. Kleinianische Autoren sehen darin in der Regel Produkte einer projektiven Identifizierung. W. Bion würde in diesem Zusammenhang von Beta-Elementen sprechen, deren sich der psychische Apparat entledigen muß. Auf Bildern oder Zeichnungen, die in die therapeutische Situation eingebracht werden, ist die Herausbildung einer paranoiden Erlebniswelt oft deutlich zu erkennen. Zunächst gilt es, diese Darstellungen innerpsychischer Vorgänge zu akzeptieren. Weiteres Bildmaterial kann behilflich sein, die paranoiden Bedeutungen auf reale Erfahrungen hin zu überprüfen und zu entschlüsseln. Die therapeutische Arbeit besteht somit in einer verständnisvollen Annäherung an diese primärprozeßhaften Anteile mit dem Ziel, eine epistemologische Aufarbeitung zu ermöglichen.

Hinzuweisen ist auf das ichhafte Element einer reiferen Gestaltung. Gestalten ist letztendlich eine Ich-Funktion. Es kommt dabei zu einer Fokussierung der Phantasie auf ein bestimmtes, zu gestaltendes Bild. Damit einher geht eine Neuverteilung der psychischen Energie. Die Energie fließt nicht mehr in destruktive Gedanken und Verfolgungsängste, sondern wird auf etwas zu objektivierendes, metaphorisch Neuartiges gelenkt. Die bildnerische Gestaltung als konstruktive Ich-Funktion kann somit therapeutisch eingesetzt werden. Der Akt der Gestaltung zerfällt in den Entwurf, die Formgebung und schließlich die Ausarbeitung. Der Entwurf ist tief im unbewußten Phantasieleben verwurzelt. Die Formgebung steht auf der Grenze zwischen Begeehren, d. h. Triebimpuls und Ich-Funktion. Die abschließende Ausarbeitung ist eine mehr oder weniger kognitiv abstrahierende Ich-Leistung.

Abschließende Bemerkungen

Infolge der psychophysischen Belastung kommt es beim Krebskranken zu einer Regression. Im Zuge dieser Regression auf frühere und früheste Lebensphasen wird die Wahrnehmung aufgespalten. Es entstehen Lebensängste, und das heißt in einem tieferen psychodynamischen Sinne Verfolgungsängste. Diese Ängste haben weitreichende Folgen. Die Phantasietätigkeit bildet sich zurück, das Traumleben stirbt langsam ab oder entartet zu Schreckensvisionen. Das erste Traumbeispiel der Krebspatientin von Calogeras und Berti (1991, S 235) zeigt diese innere Verödung sehr deutlich.

Die Regression aktiviert die traumatischen Erfahrungen früherer Lebensabschnitte: Die Wiederbelebung früherer Traumata und die verzerrte Wahrnehmung der Gegenwart führen zu einer Verfassung der Persönlichkeit, für die wir die Bezeichnung „Grundstörung" am zutreffendsten halten. Calogeras spricht von einem „Grundbruch" (Calogeras und Berti 1991, S 261), den es zu erkennen und therapeutisch zu bearbeiten gilt. Die meisten psychotherapeutischen Verfahren bei Krebskranken konvergieren dahingehend, daß es darum geht, verborgene Ressourcen der Person zu erschließen. Neben den verbalen Strategien haben sich insbesondere die Musiktherapie und die Verfahren der Visualisierung einen festen Platz in der Psychotherapie der Krebskranken erobert. Den zentralen Angriffspunkt dieser Therapieformen, nämlich den Fundus unbewußter Phantasien – und das sind in der Regel Phantasien über imaginäre Objekte – habe ich in diesem Artikel klar zu machen versucht.

Basis einer jeden Psychotherapie ist die affektive Resonanz. Gefühle der Gegenübertragung verweisen den Therapeuten auf den „Grundbruch" des Patienten oder dessen Zustände von Fragmentierung. Sprechen und Erklären sind neben den musischen und körperbezogenen Verfahren ein unabdingbarer Bestandteil jedweden therapeutischen Vorgehens. Zusammenfassend kann man sagen, daß die Psychotherapie Krebskranker – von bestimmten Akzenten abgesehen – sich in keinem Punkt von der Durchführung anerkannter psychotherapeutischer Grundsätze unterscheidet.

Literatur

Bahnson CB (1988) Familie, Objektverlust, Abwehrstil und Spätfolgen bei Krankheit und Sozialpathologie. In: Beiträge zur Psychoonkologie. Facultas, Wien, S 7–40

Bilek HP (1993) Über den psychotherapeutischen Zugang zu krebskranken Menschen. In: Österreichische Gesellschaft für Psychoonkologie (Hrsg) Jahrbuch der Psychoonkologie. Springer, Wien New York, S 23–34

Bilek HP, Pohler G, Eder A, Gathman P, Sekera J (1993) Untersuchungen zur existentiellen Situation von Krebskranken. Österr Ärztezeitung: 29–35

Calogeras RC, Berti LA (1991) Psychoanalyse und Krebs. Ein Fallbericht und eine Hypothese. Psyche 45 (3): 228–264

Harrer M, Centurioni C (1991) Sonnen durchfluten meine Blutbahnen – Entspannung und imaginative Verfahren. In: Beiträge zur Psychoonkologie. Facultas, Wien, S 65–82

Hartmann MS (1991) Müssen Krebspatienten visualisieren? In: Beiträge zur Psychoonkologie. Facultas, Wien, S 83–90

Hartmann MS (1992) Über visuelle Symbolisation. In: Österreichische Gesellschaft für Psychoonkologie (Hrsg) Jahrbuch der Psychoonkologie. Springer, Wien New York, S 53–64

Hinshelwood RD (1993) Wörterbuch der kleinianischen Psychoanalyse. Verlag Internationale Psychoanalyse, Stuttgart

Kahleyss M (1991) Rezension der Arbeit von Calogeras und Berti. In: Beiträge zur Psychoonkologie. Facultas, Wien, S 127–134

Laplanche G, Pontalis GB (1972) Das Vokabular der Psychoanalyse. Suhrkamp, Frankfurt

Loch W (1965) Zur Struktur und Therapie schizophrener Psychosen aus psychoanalytischer Perspektive. Psyche 19 (3): 172–187

Meerwein F (1980) Personality problems of leukemia patients. Psychosom Med 9 (1/2): 55–60

Sokal I (1990) Bilder der Begegnung. Integratives Malen zur Konfliktbewältigung bei Krebs. In: Beiträge zur Psychoonkologie. Facultas, Wien

Weiß H (1994) Rezension des Buches von G. Steiner. Psychic retreats. Pathological organization in psychotic, neurotic and borderline patients. Psyche 48 (3): 272–277

Gestalt-Therapie in der psychosozialen Betreuung von Krebspatienten

H. P. Bilek

Das Thema unserer heurigen Jahrestagung ist die Frage welcher Zugang in der Betreuung von Krebspatienten ein adäquater ist, und ich möchte den gestalttherapeutischen beschreiben. Vorab aber gestatten Sie mir kurz die Bedingungen zu skizzieren, welchen wir begegnen.

Jeder Krebspatient – ob er nun eine Betreuung wünscht oder nicht – ist in einer schweren existentiellen Krise. Er hat eine potentiell tödliche Erkrankung, die Aussichten auf Heilung sind keineswegs gesichert und er hat eine Erkrankung, die – nach wie vor – in einem Tabubereich liegt. Sie wird ähnlich gesehen wie Geschlechtskrankheiten oder, in früheren Zeiten, die Tuberkulose oder Lepra. Daher müssen wir davon ausgehen, daß der Patient mit zwei Problemen (problema zu Deutsch: Aufgabenstellung) konfrontiert ist:

1. Wie sieht mein Überleben, Leben aus? und
2. Wie steht es um meine gesellschaftliche Integration, mein Eingebundensein in das Beziehungsnetz?

In welchem Kontext wir dem Patienten auch begegnen, sei es im Zuge einer telefonischen Beratung, einem „unverbindlichen" Gespräch in einer Beratungsstelle, bei dem die Patienten anonym bleiben können, bei einer Beratung durch einen Sozialarbeiter, wenn es z. B. um Fragen der Berufssituation geht, in einer Psychotherapie, wir arbeiten immer vor dem oben skizzierten Hintergrund.

Der gestalttherapeutische Ansatz – das möchte ich einmal in den Raum stellen – eignet sich besonders gut, um Menschen in solch schweren existentiellen Krisen zu helfen. Mein Beitrag soll diese Behauptung untermauern und auch ihre einzelnen Aspekte, in der sie sich von anderen Therapieformen unterscheidet, herausarbeiten.

Beginnen wir kurz mit ihren Wurzeln: F. Perls wurde in Berlin geboren und war Jude. (Ich hebe diesen Umstand deshalb besonders hervor, weil er, wie er auch in seiner Biographie sehr eindrücklich beschreibt, eine dramatische, zweischrittige Flucht vor den Nazis hinter sich hatte – zuerst nach Holland und dann nach Südafrika – also eine Selbsterfahrung mitbrachte, die dem Kampf gegen den Krebs nicht unähnlich ist.) Nach Ende seines Studiums wandte er sich der Psychiatrie zu, unterzog sich einer Psychoanalyse, hatte dabei einen großen „Verschleiß" an Analytikern, es waren insgesamt 5, und begann sich kritisch mit den gängigen Lehrmeinungen, die psychoanalytische mit eingeschlossen, auseinanderzusetzen. Durch seinen Chef, Kurt Goldstein, kam er mit der Gestaltpsychologie in Berührung, die ihn faszinierte. Damit sind auch schon die beiden ersten und wesentlichen Bausteine genannt, die die Gestalttherapie beinhaltet. Später dann, in den USA, fügte er die beiden weiteren wesentlichen Bausteine hinzu: den Begriff des „Impasse", eine Idee, die von Goodman kam, die Bezogenheit auf das „Hier und Jetzt" und den Begriff des „Mini-Satori", abgeleitet vom „Satori" dem Erleuchtungserlebnis (im Sinne eines Erkenntnisprozesses) aus dem Zen-Buddhismus. Der Ordnung halber möchte ich auch noch die beiden restlichen Bausteine, den Existentialismus und das Psychodrama nach Moreno (die Grundlage der „hot seat"-Technik) erwähnen.

Wie, glaube ich, hinlänglich bekannt, gehört die Gestalttherapie zur humanistischen Psychologie, deren Begründer Maslow diese Richtung der Psychoanalyse ganz pointiert gegenübergestellt hat, und sie ist ein tiefenpsychologisches Verfahren, d. h. sie setzt sich mit den Auswirkungen unserer unbewußten Strebungen auseinander. In der Arbeit mit Krebspatienten sind diese beiden Aspekte insbesondere deswegen von großer Bedeutung, weil, was die humanistische Psychologie betrifft, diese von einem positivem Menschenbild ihren Ausgang nimmt (es wird die Frage in den Vordergrund gestellt: was kann jemand? und nicht, woran krankt jemand?) und damit die Therapie schon vom Ansatz her eine ermutigende Haltung vermittelt und was die Tiefenpsychologie betrifft, so ist hinlänglich bekannt, daß Krebspatienten in hohem Maße verdrängen, daß also nur ein tiefenpsychologisch fundierter Ansatz die Chance auf eine erfolgreiche Intervention enthält.

Habe ich Ihnen bis hierher im Groben die Bausteine der Gestalttherapie vorgestellt, so lassen sie mich nun die typischen Situationen, welchen wir in der Therapie begegnen, beschreiben und den jeweiligen gestalttherapeutischen Zugang.

Beginnen wir nochmals mit der Situation des Patienten. Was ist sein kardinales Problem? Angst! Was können wir tun, um einen Patienten zu entängstigen? Im Zusammenhang mit dem „Hier und Jetzt"-Gedanken hat Perls die Angst als das Gefühl zwischen dem „Hier und Jetzt" und dem „Dort und Dann" definiert. D. h. wir empfinden nur dann Angst, *können* nur dann Angst empfinden, wenn wir in Gedanken in die Zukunft gehen," „... aber was wird sein, wenn?" ist die angsterfüllte/angsterfüllende Gedankenschleife.

Therapeutisch genutzt bedeutet dies, wenn ich mit dem Patienten in Kontakt gehe, seine Aufmerksamkeit (awareness!) im „Hier und Jetzt" binde, wenn ich ihm also keine Möglichkeit gebe, in (Angst-)Phantasien auszuweichen, empfindet er auch keine Angst mehr. Obwohl dieser Zustand nicht lange aufrechtzuerhalten ist, genügen die wenigen Minuten, daß der Patient gleichsam „Atemholen" kann und wieder mehr Energie zur Verfügung hat, eine reale Planung seiner nächsten Schritte durchzusetzen, die es ihm ermöglicht, seine Situation zu verbessern.

Die wesentliche Angstquelle für den Patienten besteht in dem z. T. bewußten, z. T. unbewußten Gedanken: „Mein Leben ist zu kurz, wenn ich jetzt sterben muß, ist das für mich eine Katastrophe!" Hierher gehört der zweite tragende Gedanke der Gestalttherapie, der „Impasse"-Begriff. Wie schon eingangs erwähnt, wurde er von Goodman geprägt und bedeutet eine existentielle Engpaßsituation, wie es etwa die Geburt, der Tod, die Pubertät etc. darstellen. Die Gestalttherapie hat damit als einzige der mir bekannten Therapieschulen diesen Begriff in ihrem hypothetischen Ansatz; mir erscheint dies deshalb von so großer Wichtigkeit, weil wir alle wissen, daß das Leben kein „langer, ruhiger Fluß" ist, sondern eben von solchen Engpaßsituationen prägend unterbrochen wird. Entscheidend ist dabei der Umstand, daß wir in der „Impasse"-Situation keine rationalen „Halteschlaufen" haben, d. h. wir haben nichts, um uns daran festzuhalten und über das Kommende etwas Sicheres voraussagen zu können. Diese von uns allen schon erlebte und gefürchtete Ungewißheit provoziert das, was in der Psychotherapie als „Katastrophenerwartung" bezeichnet wird; wir beginnen uns die Zukunft in den schwärzesten Farben auszumalen und verlassen dabei den Boden jeder Realität. Sich in der Katastrophenerwartung zu befinden bedeutet aber für den Betroffenen einen Zustand der Angstgelähmtheit, in welchen er zu nichts mehr imstande ist, also auch nicht mehr situationsadäquat reagieren kann (z. B. im Sinne einer Schadensbegrenzung!). Die Kenntnis dieser Impasse-Gegebenheiten, die Eigenerfahrung des Therapeuten, wie hilfreich es ist, wenn man in dieser Situation begleitet wird, unterstützt die spontane Bereitschaft des Patienten durch den Impasse hindurchzugehen und wieder „aufzuerstehen" (Phönix aus der Asche!).

Sind diese beiden Grundannahmen, die Bezogenheit auf das „Hier und Jetzt" und der adäquate Umgang mit dem Impasse-Phänomen besonders für jede Form der Krisenintervention geeignet, so ist der gestaltpsychologische Anteil in der Gestalttherapie für eine therapeutische Vorgangsweise im Sinne der Psychosomatik zweckmäßig. Was besagt der gestaltpsychologische Ansatz? In der zu Gebote stehenden Kürze will ich Ihnen die Kernaussage der Gestaltpsychologie nahebringen. Es ist im Prinzip eine Deutung unserer Wahrnehmungsmodalitäten; nehmen wir ein Bild wahr, so „oszillieren" wir gleichsam zwischen „Figur" und „Hintergrund" in der Weise, daß sich nach Abschluß dieses Vorganges eine „Gestalt" bildet. Ich will Ihnen an einem Beispiel verdeutlichen, was ich meine: betrachte ich dieses Bild dort an der Wand, so stellt es die „Figur" dar, der Hintergrund dafür ist die Wand; ist die Wand die Figur – also der Vordergrund –, so ist der dazugehörige Raum – dieser Saal eben – der Hintergrund, ist der Saal der Vordergrund, die Figur, so wird das Gebäude, das den Saal enthält, zum Hintergrund etc.

Auf die Psychosomatik angewandt bedeutet dies, daß das Symptom die „Figur" bildet. Es bildet den Vordergrund, der Patient kommt damit zu uns. Aber dieses Symptom, die Figur, steht in einem unabdingbaren Zusammenhang mit dem Hintergrund, d. h. in diesem Fall mit dem psychosozialen Hintergrund des Patienten (seiner Lebensform, Arbeitssituation, Beziehungssituation etc.). Was bedeutet dies nun in der therapeutischen Konsequenz?

Der Patient präsentiert sein Symptom, in unserem Falle die Krebserkrankung, in seinen unterschiedlichen Ausformungen und will es loswerden, vermeintlich von dort geht ja sein Leidensdruck aus; was er – zumindest am Beginn der therapeutischen Auseinandersetzung – nicht weiß: daß dazu eine Veränderung seines psychosozialen Hintergrundes notwendig ist (verkürzt dargestellt: eine Veränderung der Arbeits-/Beziehungssituation etc.). Alle, die wir eine therapeutische Erfahrung mitbringen, wissen – und Perls hat es auch immer wieder herausgestrichen – daß die „gemachten" Lösungen wertlos sind (wie z. B.: ich nehme mir jetzt vor, nicht mehr zu rauchen!). Was zählt, sind die spontanen, die aus dem Selbst kommen, die also keiner unmittelbaren Überlegung entspringen. Sie sind jedoch mit dem Phänomen der Wandlung verbunden, und diese vollzieht sich über das „Impasse-Phänomen". „To suffer one's death and to be reborn" war Perls pointierter Satz zu diesem Thema, und er meinte damit, daß die echten Lösungen mit einer Wandlung (der Haltung zu einer Sache) verbunden sind und dies wiederum mit einem Abschiedsgefühl ähnlich dem Sterben gekoppelt ist.

Wenn wir mit einem Patienten arbeiten, der in einem psychosomatischen Sinne krank ist, stellt sich bald heraus, daß das Symptom nur „für etwas steht", d. h. dahinter befindet sich sein eigentliches – existentielles – Problem, welches der Patient nicht im Stande ist zu lösen. Bei Krebspatienten finden wir häufig einen Knoten, der unentwirrbar ist, eine Verknotung seiner Lebensbedingungen, die unauflöslich erscheint. Die Analogie zu dem medizinischen Begriff des „Knotens" ist bewußt gewählt und spiegelt gestalttherapeutisches Denken in Bildern und das Verschieben des Problems auf die verschiedenen Seins-Ebenen im Sinne des Isomorphismus-Gedankens. Der Gestalttherapeut denkt also angesichts eines Gewebeknotens an das Vorhandensein eines Knotens in der existentiellen Situation des Patienten. Was das weitere therapeutische Vorgehen betrifft, so entsteht das paradoxe Phänomen, daß das Symptom – eben der Krebs – nicht mehr im Zentrum des Interesses steht; der psychosoziale Hintergrund ist es, die Lebensbedingungen, die – aus der Sicht des Betroffenen – nicht mehr erlebbar sind. Sehr häufig, und Sie kennen dieses Phänomen aus ihrer täglichen Praxis, sind es moralische Forderungen im Sinne von Über-Ich-Implikationen, die in der Regel aus dem christlichen Weltbild hergeleitet sind, die mit der Lebensgestaltung so grob kollidieren, daß das Gefühl der Ausweglosigkeit entsteht. Hier kann therapeutische Hilfe viel bewirken, indem man dem Patienten hilft, seine unmittelbar eingeengte Sichtweise zu erweitern. Z. B. die Konfrontation mit dem Bild des strafenden Gottes und die relativierende Frage, ob der Betroffene tatsächlich glaubt, daß Gott die Welt auch so eng sieht, kann bereits eine große Erleichterung und damit Verbesserung der Situation bringen.

Wenn wir uns intensiver mit gestalttherapeutischem Denken auseinandersetzen, wird klar, daß das Bilden von „Gestalten" ein wesentlicher Prozeß in der geistigen Auseinandersetzung mit der Umwelt darstellt. Denken Sie daran, was passiert, wenn Sie Hunger verspüren; automatisch erscheint ein Bild vor Ihrem geistigen Auge: die Gestalt eines saftigen Schweinsbratens oder die Fassade Ihres Lieblingsgasthauses! Was auch immer, es ist eine Gestalt, die das Leitgebilde Ihres zukünftigen Handelns ergibt. Genauso ist es in der Krankheitsbewältigung. Gerade in der Auseinandersetzung mit meinen Patienten habe ich gelernt, daß das Ziel „gesund zu werden" kein Leitgebilde auf dem Weg dorthin ist. Gesund sein alleine bedeutet Leere, gesund sein, um zu … ist ein Leitgebilde, das dem Patienten u. U. ermöglicht den Weg der Krankheit wieder zu verlassen. Das Gesundwerden ist ja aus gestalttherapeutischer Sicht, wie sie meinen bisherigen Ausführungen entnehmen konnten, ein Lösungsprozeß und die Lösung ist ja häufig – möglicherweise immer – mit der Entwicklung eines Bildes, eben einer Gestalt, verbunden. Der Betroffene hat ein Aha-Erlebnis, ein „Mini-Satori"; jetzt „weiß" er, wie es weitergeht. Wenn Sie an das Simonton-Training denken, so fällt Ihnen auf, daß auch hier seine Wirksamkeit davon abhängt, ob der Patient sein *eigenes* Bild entwickelt, also seine „Lösungs-Gestalt".

Meine Damen und Herren, ich habe in aller Kürze, ich verweise auf die anschließende Diskussion, versucht, die spezifischen Momente der Gestalttherapie in der Anwendung bei der Krebserkrankung herauszuarbeiten. Nochmals zusammengefaßt sind es die Elemente des „Hier und Jetzt", das Impasse-Phänomen, der gestaltpsychologische Ansatz über den unabdingbaren Zusammenhang von „Figur und Hintergrund", sich daraus herleitend die Abkehr von der symptombezogenen Therapie hin zu einer lösungsbezogenen, nämlich der Lösung von existentiellen „Knoten" und die Verbundenheit des Lebens mit dem Tode, die Erkenntnis, die die Gestalttherapie vermittelt, daß das Sterben ein integraler Prozeß des täglichen Lebens ist. Wenn Sie wollen, habe ich auch den „zweiten Weg der Heilung" beschrieben, wenn man den somatischen als den ersten bezeichnen will.

Krebskranke im Routinebetrieb einer chirurgischen Station – Erfahrungen einer Krankenschwester

E. Mörwald

Der Titel „Krebskranke *im Routinebetrieb* einer chirurgischen Station" wurde ganz bewußt von mir an den Anfang dieses Beitrages gestellt.

Gilt doch die Chirurgie und damit alle, die auf einer chirurgischen Abteilung arbeiten, als Verfechter eines sehr mechanistischen Weltbildes.

Im Vordergrund steht die mit einer Operation zu erreichende Heilungsaussicht. – Basis dafür sind überwiegend medizinisch-wissenschaftliche Statistiken.

Zur Beurteilung des Operationsresultates werden zumeist die Letalität einer Erkrankung oder das rezidivfreie Überleben herangezogen, Aussagen über Lebensqualität werden eher selten getroffen. Es erscheint bei erster Betrachtung so, als ob psychoonkologisches und chirurgisches Therapieverständnis meilenweit voneinander entfernt stehen.

Die Rolle der Krankenschwester ist auch hier eine zwiespältige. Hat man sich zur Arbeit auf einer chirurgischen Station entschlossen, identifiziert man sich einerseits mit dieser Grundhaltung, hat aber andererseits auch den Anspruch, eine patientenorientierte individuelle Pflege bieten zu können. Dieser Beitrag ist ein Versuch, die Patienten in dieser Umgebung mit ihren alltäglichen Konfliktsituationen zu beschreiben, unsere Bewältigungsversuche zu skizzieren und die Grenzen, die uns auferlegt sind, aufzuzeigen.

Zuerst soll das Umfeld dargestellt werden: Eine chirurgische Bettenstation in einem öffentl.-rechtl. Krankenhaus, Schwerpunkt Struma-, Mamma- und Abdominalchirurgie, primär ohne speziellen onkologischen Auftrag.

Vor allem die Bereiche Mamma- und Abdominalchirurgie brachten einen sehr hohen Anteil an krebskranken Patienten mit sich, sodaß sich der tatsächliche Schwerpunkt immer mehr in Richtung Onkologie verlagerte.

Die Aufnahme auf unserer Station erfolgt entweder geplant (d. h. dem Patienten sind Diagnose und geplante Therapie bekannt) oder akut (d. h. über Rettung und Bettenzentrale, hier stehen die rasche Diagnosestellung und Operation im Vordergrund).

Die Station verfügt über 18 Betten, davon 2 Zweibettzimmer sowie 14 Betten in einem Kojensystem. Das Team der Station besteht aus ca. 16 Personen:

10 Krankenpflegepersonen, 2 Abteilungshelferinnen und 4 Ärzten.

Von den Ärzten verbringen drei (Oberarzt, Assistenzarzt und Turnusarzt) sehr viel Zeit im Operationssaal. Eine kontinuierliche Anwesenheit auf der Station gibt es nur durch den Stationsarzt.

Als ich vor 3 Jahren die Station als Stationsschwester übernahm, wurde bereits seit etlichen Jahren die systemische Chemotherapie im Rahmen des Mammakarzinoms angeboten. Es war dies ein Service an Patientinnen, die bedingt durch die Diagnostellung, Operation und den stationären Aufenthalt einen starken Bezug zu den betreuenden Ärzten und Pflegepersonen hatten. Die Patientinnen nahmen dieses Therapieangebot sehr gerne an, konnten sie sich doch eine Überweisung an eine onkologische Spezialabteilung ersparen. Außerdem konnten sie, und das betonten sehr viele, mit „gesunden" Menschen zusammenbleiben.

Das Hauptkontingent der stationären Patienten zum damaligen Zeitpunkt kam zur Strumektomie. Der Anteil der Patienten mit Karzinomen des GI-Traktes war mit 2–3 sehr gering. Sie wurden zu weiteren adjuvanten oder palliativen Therapiemaßnahmen weitergeschickt, chirurgische Folgeeingriffe, falls erforderlich, liefen weiterhin über unsere Station. Es zeigte sich sehr häufig, daß die Koordinaton der Therapiemaßnahmen, die Befundübermittlung und insbesonders die Patientenführung problematisch waren. So entstand es wie von selbst, daß auch Patienten mit soliden Tumoren des GI-Traktes Chemotherapie bei uns erhielten. Sehr häufig wurde nun auch zu regionären Therapieverfahren gegriffen.

Diese Veränderungen machten eine Neuorientierung innerhalb der Station notwendig. Konkrete Ziele und Regeln sollten die Zusammenarbeit erleichtern. So sollte die durchgängige Betreuung durch unsere Station sichergestellt sein, sobald ein Patient zur Therapie übernommen wurde (d. h. enge Zusammenarbeit mit Ambulanz, Angehörigen, Sozialarbeitern, Hausarzt, mobilen Diensten).

Die Kommunikation und Zusammenarbeit innerhalb des Teams mußte umgestaltet werden. Motto: Wir legen ein gemeinsames Puzzle, jeder Stein ist wichtig, entscheidend ist das fertige Bild. Vor Therapiebeginn wurde die Festlegung des Therapieziels, nicht nur im Team, sondern auch mit dem Patienten, zu einem zentralen Diskussionspunkt. Zusätzliche Hilfestellung von außen wurde notwendig und eine zum Teil selbst finanzierte Supervision nach anfänglichem Zögern von allen Teammitgliedern gerne angenommen. Eine Entlastung des Pflegepersonals von Zusatzaufgaben (z. B. Zytostatika- und Mischbeutelzubereitung) wurde angestrebt. Bis auf den letzten Punkt konnten wir alle Ziele erreichen. Das Echo von Patienten, Angehörigen und zuweisenden Stellen war positiv.

Vor ca. $1^1/_2$ Jahren erfolgte ein sehr massiver Ausbau regionärer Chemotherapieverfahren in Richtung intraoperative aortale Perfusionstechniken und intraabdominelle Hyperthermie. Die Indikationen für diese Therapien sind ausgedehnte Magenkarzinome, inoperable Pankreas- oder Ovarialkarzinome mit Carcinosis peritonei. Das Therapieziel ist eine Verbesserung der Lebensqualität (wie z. B. durch Versiegen des Ascites, Wiederherstellung einer annähernd normalen Magen-Darm-Passage, Schmerzfreiheit) und Begleitung durch die Therapie bis zum Tod.

Im günstigsten Fall kann eine deutliche Tumorverkleinerung erzielt werden, wodurch der Versuch einer radikalen Operation ermöglicht wird. Für die Patienten, die sich zu dieser Therapie entschließen stellt sie den letzten Versuch dar, den Verlauf ihrer Erkrankung zu beeinflussen, d. h. ihre Lebensqualität zu verbessern oder ihre Lebenszeit zu verlängern. Sie haben zumeist schon sehr viele Stellen durchlaufen und etliche schulmedizinische oder auch alternative Therapien absolviert.

Die psychische Belastung für diese Menschen und ihr privates Umfeld ist verständlicherweise sehr groß und teilt sich auch häufig uns mit. Dazu möchte ich nun ein Fallbeispiel bringen:

Die 49jährige Patientin wurde im Mai 1993 aus einem anderen Krankenhaus übernommen. Im Oktober 1991 war ein Segment der Leber reseziert worden. Die Histologie ergab ein hepatozelluläres Karzinom, es bestand damals bereits eine Carcinosis peritonei. Sie erhielt anschließend ca. 12 Monate systemische Chemotherapie. Im September 1992 kam es zu einem neuerlichen Anstieg der Tumormarker. Im Februar 1993 bekam sie plötzlich Fieber, starke Schmerzen im Unterbauch, Atembeschwerden und klagte über massive Übelkeit. Der Bauchumfang nahm drastisch zu, es mußte alle 2 Wochen Ascites abpunktiert werden. Zur Aufnahme kam sie in einem sehr reduzierten Allgemein- und Ernährungszustand. Sie konnte nicht mehr flach liegen oder das Bett ohne fremde Hilfe verlassen. Es war ihr nur mehr möglich, den Leibstuhl zu benutzen. Sie war sehr depressiv und nahm von ihrer Umwelt kaum Notiz. Ihr Mann, der sie zur

Aufnahme begleitete, hatte von Bekannten von der Möglichkeit einer hyperthermen Peritonealperfusion gehört und wollte diese Therapie unbedingt für seine Frau haben. Sie selbst sagte, sie wäre damit einverstanden.

Ultraschall und CT. ergaben: Eine inhomogene Raumforderung (10 x 8 cm) im Bereich des Uterus, multiple, das kleine Becken ausmauernde Carcinoseknoten, ausgeprägter Ascites, Restleber unauffällig. Weiters zeigte sich eine Weitstellung des rechten Nierenbeckens, eine Verlagerung und Impression der Harnblase sowie ein Pleureerguß rechts, keine Lungenmetastasen.

Zwei Tage vor dem geplanten Operationstermin wurde die Patientin ungewöhnlich gesprächig. Sie erzählte über ihre familiäre Situation – ihren dynamischen, nur an seiner Karriere interessierten Mann, ihren, wie sie sagte, verwöhnten 20jährigen Sohn – der mit Geld nicht umgehen konnte – und ihre erst 16jährige Tochter, die gerade ihre erste Liebe erlebte. Sie sprach über ihre Ängste verbunden mit der Berufstätigkeit ihres Mannes, dem Flüggewerden ihrer Kinder, ihrer eigenen Unsicherheit und Unselbständigkeit.

Die Familie hatte für alle Tätigkeitsbereiche, die früher von ihr wahrgenommen wurden, Ersatz besorgt. Es gab eine Haushaltshilfe und eine Hilfe für den Garten. Sie fühlte sich nach vielen Jahren ausschließlicher Präsenz für ihre Familie ausgenutzt und war enttäuscht darüber, daß der Ersatz für sie so gut organisiert war. Aber Organisationstalent war eine hervorstechende Eigenschaft ihres Ehemannes, die ihr früher zwar sehr imponiert, sie in den letzten Jahren aber zunehmend belastet hatte.

All diese Umstände und die umfassende Information über den bevorstehenden Eingriff haben sie darin bestärkt, der Operation zuzustimmen, in der Hoffnung, den Eingriff nicht zu überleben oder rasch an einer Komplikation zu versterben. Ihr größter Wunsch sei es, so die Patientin wörtlich: „... am Operationstisch einzuschlafen und nie wieder aufzuwachen". Sie habe sich bereits mehrmals mit Selbstmordgedanken befaßt, die Tat aber dann unterlassen, da ihr Mann ihr erklärte, es ihr nie verzeihen zu können, falls es ihr gelingen sollte, sich wie ein Verbrecher aus dem Leben zu stehlen.

Im Team machten sich Ratlosigkeit und Entsetzen breit. Der Operationstermin wurde verschoben – der Ehemann zu einer dringlichen Aussprache ins Krankenhaus gebeten. Er war anfangs ärgerlich über die Unterbrechung seines mit Terminen vollgeladenen Arbeitstages. Als Ärzte und Angehörige eines helfenden Berufes müßten wir doch sehen, daß seine Frau sehr depressiv sei. Es wäre übertrieben, ihre Aussagen so wörtlich zu nehmen. Es sei nicht logisch, eine Therapie abzulehnen, die möglicherweise eine Lebensverlängerung bringen könnte.

Erst als ihm klar wurde, daß niemand daran dachte, in dieser Situation eine Therapie durchzuführen, wurde er etwas umgänglicher. Ja, seine Frau sei bereits einmal bei einer Psychologin gewesen, er persönlich halte nicht sehr viel davon, aber wenn wir uns etwas davon versprechen, dann wäre er damit einverstanden und würde auch alles bezahlen. Schließlich liebe er seine Frau.

Im Team herrschte ziemliche Aufregung und so blieb es nicht aus, daß auch in der Supervision über Frau M. gesprochen wurde. Auf unsere Bitte hin erklärte sich Dr. Linemayr bereit, mit der Patientin zu sprechen.

Es wurden von ihr noch sehr viele Dinge gesagt, und obwohl sich in dem Gespräch einige Brücken zum Weiterleben ergeben hatten, blieb sie vorläufig dabei, sterben zu wollen. Sie wünschte sich jedoch eine weitere Betreuung durch einen Psychotherapeuten, die dann auch durch eine Kollegin von Dr. Linemayr stattfand.

Der behandelnde Chirurg kam zu dem Entschluß, die Behandlung erst dann durchzuführen, wenn die Patientin sich eindeutig zum Weiterleben entschließen würde. Es wurde mit der Patientin auch besprochen, wie unser weiteres Vorgehen sein würde, wenn sie bei ihrer Ablehnung bliebe: Wenn es ihrem Wunsch entspräche, würden wir sie auf der Station behalten und bis zu ihrem Tod betreuen.

Zwei Tage später wollte sie eine Operation zu den genannten Bedingungen. Es erfolgte eine ausgedehnte Tumorreduktion (2,7 kg) und eine Ovarektomie bds., anschließend eine hypertherme Peritonealperfusion. Sie mußte postoperativ auf die Intensivstation und wurde beatmet. Unmittelbar nach der Extubation begann sie zu halluzinieren und war sehr agitiert: „Aus der Sauerstoffleitung kommt Gift, alle Medikamente sind vergiftet!" Sie reagierte aber auf ihr bekannte Personen und ließ sich von diesen auch einigermaßen beruhigen, sodaß sie sehr rasch auf unsere Station rücktransferiert wurde. In bekannter Umgebung entspannte sie sich sichtlich, Stunden später war sie wieder voll orientiert. Tags darauf wurde ein neuerlicher Aufenthalt auf der Intensivstation erforderlich. Ihr Zustand hatte sich massiv verschlechtert. Nach einer Woche wurde sie wieder rücktransferiert, neuerlich in einem Zustand höchster Verwirrtheit und Angst. Wieder war sie Stunden später voll orientiert. Der weitere postoperative Verlauf war komplikationslos. Sie hatte allerdings große Schwierigkeiten ihre Erlebnisse auf der Intensivstation zu verarbeiten.

Die Entlassung erfolgte Mitte Juni. Die Patientin war in einem sehr guten Allgemeinzustand. Sie war mobil, konnte problemlos Nahrung zu sich nehmen und beschloß auf Erholung zu fahren. Bei der Erstuntersuchung durch den Kurarzt hatte sie ein ganz besonderes Erlebnis. Er las ihre Krankengeschichte und machte ein sehr besorgtes Gesicht. Er wünsche ihr trotz allem einen schönen Aufenthalt und hoffe, daß sie die Kur durchhalten könne.

Die Patientin erzählte wie verunsichert und ängstlich sie nach diesem Gespräch gewesen sei, aber da eine Ärztin auf der Station ihr erklärt habe, Selentabletten seien für mindestens 2 Jahre zu schlucken, habe sie sich dann wieder beruhigt. Schließlich würden wir sie besser kennen und warum sollten wir ihr Tabletten für 2 Jahre verordnen, wenn wir mir ihrem baldigen Tod rechnen würden?

Anfang Juli kam sie zur aortalen Chemoinfusion mit Hämofiltration, anschließend erhielt sie noch 2 Zyklen intraarterielle Chemotherapie.

Dazwischen war sie immer wieder auf Urlaub, absolvierte kleine Wanderungen auf der Rax und machte einen sehr zufriedenen Eindruck. Ihre Familie funktionierte wie am Schnürchen, sie kommandierte – alle gehorchten. Der Ehemann reagierte teils amüsiert, teils sprachlos; die Tochter verbannte ihren Freund aus dem elterlichen Haushalt; der Sohn versuchte einen guten Eindruck zu machen. Alle versuchten auf sie einzugehen.

Sie freundete sich mit anderen Patientinnen unserer Station an. Gemeinsam versuchten sie, die Aufnahmetermine so einzuteilen, daß sie sich im Krankenhaus treffen konnten.

Die ersten Probleme traten auf, als zwei ihrer Freundinnen sehr kurz hintereinander verstarben. Auch ihre Familie war zum Alltag zurückgekehrt.

Als sie Anfang Oktober wieder zur Hyperthermie erschien, kam sie allein. Kein Familienmitglied hatte Zeit sie zu begleiten. Sie war sehr nachdenklich: „Man vergißt so schnell, wie begrenzt ein Leben eigentlich ist." Sie hatte auch große Angst vor einem neuerlichen Aufenthalt auf der Intensivstation. Die Therapie verlief ohne Komplikationen, es wurde der Resttumor entfernt, wobei eine Hemicolektomie notwendig war. 10 Tage später ging sie allein nach Hause. Niemand hatte Zeit sie abzuholen.

Ich habe dieses Fallbeispiel gewählt, um Ihnen zu zeigen, wo und wie eng die Grenzen trotz Ausschöpfens aller Möglichkeiten eines Standardkrankenhauses bei der Betreuung schwerkranker Patienten noch immer sind. Wie schwierig es ist, innerhalb gewachsener Strukturen Grenzen auch nur minimal zu verschieben, und das dies nur dann gelingt, wenn alle Verantwortlichen eines Krankenhauses – auch außerhalb einer Station – damit einverstanden sind und zumindest den Versuch unternehmen, sich mit einem solchen Projekt identifizieren zu wollen. Für alle Mitglieder unseres Teams war es eine absolute Notwendigkeit, unser stationäres Umfeld beeinflussen zu können, um damit unseren Ansprüchen an eine patientenorientierte, individuelle Betreuung ein Stück näherzukommen. Wir wissen, daß der Weg noch ein sehr langer und mühsamer sein wird.

Ich möchte mich auf diesem Weg bei F. Kober und meinen Kolleginnen für ihre Unterstützung sehr herzlich bedanken.

Buchbesprechung

M. S. Hartmann

Klessmann E, Eibach H: Wo die Seele wohnt. Das imaginäre Haus als Spiegel menschlicher Erfahrungen und Entwicklungen, 1. Aufl. 165 z. T. farb. Abb., 180 S. Huber, Bern Göttingen Toronto Seattle, 1993. Geb. DM 79,–, öS 616,–, sFr 76,–

Der Arbeit mit inneren Bildern, Imaginationen und Symbolisationen wird heutzutage in den tiefenpsychologisch orientierten Therapiemethoden breiter Raum gewährt. Insbesondere, weil diese in der Behandlung neurotischer, psychosomatischer oder somatisch schwerkranker Menschen sich nicht nur als effizient für den Therapieprozeß erweisen und ihn dokumentieren helfen. Sondern vielmehr, weil das mitgeteilte Material auch besonders ich-nah dem Patienten ist. Die psychotherapeutische Methode des „Katathymen Bilderlebens" nach Hanscarl Leuner und ihre aktuelle Weiterentwicklung in der „Katathym-Imaginativen Psychotherapie" hat hierzu entscheidend mit beigetragen und legt in vielen Veröffentlichungen beeindruckend Zeugnis von dieser Arbeitsweise ab. Die hier zu besprechende Veröffentlichung ist in diesen Kontext einzuordnen.

Die Autorinnen haben ein exzellentes Buch herausgebracht, das es lohnt, genau studiert zu werden. Einfühlsam und ohne Pathos berichten sie über psychotherapeutische Wegstationen anhand des Motivs „Haus". Verschiedene Phasen menschlicher Entwicklung widmen sie dabei ebenso ihre (und des Lesers') Aufmerksamkeit, wie auch spezifischen Schwellensituationen. Im Kontext des ganzen Buches sei hier das Kapitel über Arbeit mit Krebskranken gesondert erwähnt und allen, die mit Schwerkranken (Tumorpatienten) bildnerisch arbeiten, besonders empfohlen. Der Verfasserin gelingt es, die besondere Situation dieser Patienten nachdrücklich zu beschreiben – indem sie sich auf die Mitteilung der Bilder und der verbalen Kommentierungen der Patientinnen konzentriert und diese kontextual darstellt.

Das Buch enthält eine Fülle von Gedanken und Anregungen, auch für theoretische Überlegungen zum Thema „Bild und Imagination", die hier auch nicht annähernd wiedergegeben werden können. Der Leser selbst ist eingeladen, aus dieser Fülle zu schöpfen und sie in seine eigenen Konzeptionen zu integrieren.

Die Publikation ist drucktechnisch hervorragend gestaltet, und dieses Lob gilt insbesondere auch für die abgedruckten Bilder selbst: trotz unterschiedlicher Bildgrößen und -formate ist alles Dargestellte ausgezeichnet erkennbar. Offensichtlich wurde bereits bei der Vorauswahl hierauf geachtet: eine Kleinigkeit, vielleicht, jedoch nichts Selbstverständliches, wenn andere Veröffentlichungen zum Vergleich herangezogen werden. Folglich setzt das Buch auch in diesem Punkt neue Maßstäbe.

Der Einleitung des Buches ist ein Zitat von G. Bachelard vorangestellt, das hier zum Abschluß genannt sein soll, um den Verfasserinnen Respekt zu zollen, aber auch, um ihnen ein Kompliment zu machen. Der Leser mag sich anrühren lassen von dieser Sprache der Seele, die sich im gesamten Buch wiederfindet: „Denn das Haus ist unser Winkel. Es ist – man hat es oft gesagt – unser erstes All."

Hinweise für Autoren des wissenschaftlichen Teils

Manuskripteinsendungen bitte an die Adresse der Österreichischen Gesellschaft für Psychoonkologie, Berggasse 20/25, A-1090 Wien.

Manuskripte sind in 3facher Ausfertigung, 1,5zeilig, maschingeschrieben einzureichen (wenn am IBM-kompatiblen PC erstellt [DOS-Betriebssystem], 3,5″-Diskette und Ausdrucke wie oben mitzusenden).

Die Manuskripte dürfen nicht anderswo publiziert oder zur Publikation eingereicht worden sein. Ein Exemplar verbleibt bei der Redaktion.

Die Manuskripte sollen kurz und präzise abgefaßt und möglichst durch Zwischenüberschriften gegliedert sein. Die Gliederung des gesamten Manuskriptes immer in dieser Reihenfolge: Titel, Autor(en)namen, Kurzfassung, Schlüsselwörter, abstract, keywords, Text, zitierte Literatur (alphabetisch geordnet), eine Korrespondenzadresse mit vollständigem Namen aller Autoren sowie Institutionen bzw. beruflicher Tätigkeit.

Zitierte Literatur in üblicher Form: sämtliche Autorennamen und Vornamen, Jahreszahl, Titel, Zeitschrift, Band, Seiten.

Wörtliche Zitate sind mit Seitenangaben zu belegen.

Abbildungen können nur in Ausnahmefällen veröffentlicht werden.

Ute Schlömer

Psychologische Unterstützung in der Strahlentherapie

1994. XV, 326 Seiten.
Broschiert DM 56,–, öS 395,–
ISBN 3-211-82546-0

Die Erfahrungen mit der Integration psychosozialer Unterstützung für Krebs-patienten und psychoonkologischer Fortbildung in eine Abteilung für Strah-lentherapie werden umfassend dargestellt. Die Situation von schwerkranken Menschen, die sich einer stark belastenden Krebstherapie unterziehen müssen, die Situation ihrer Behandler und Betreuer und daraus resultierende Probleme und Kommunikationsschwierigkeiten werden beleuchtet und analysiert. Die Autorin entwickelte zusammen mit Kollegen und Mitarbeitern an einer Abteilung für Strahlentherapie ein Betreuungskonzept für Krebspatienten sowie Fortbildungsangebote für Klinikmitarbeiter. Psychotherapeutischer Hintergrund ist die Integrative Therapie. Bei der Umsetzung dieser psychosozialen Angebote in den klinischen Alltag dokumentierte sie ihre Erfahrungen mit Hilfe von Feld-notizen. Die Auswertung dieser durch teilnehmende Beobachtung gewonnenen Daten und die Ergebnisse einer anonymen abteilungsinternen Mitarbeiterbe-fragung fließen in einem differenzierten Erfahrungsbericht zusammen.
Das Buch soll Ärzten, Psychologen/Psychotherapeuten, Medizinisch-Tech-nischen Assistenten, Pflegepersonal, aber auch Laienhelfern und Angehörigen von Krebspatienten helfen, deren Erlebniswelt besser verstehen und letztendlich der Transparenz sogenannter „Hightech-Medizin" dienen.
Forscher, die sich einem qualitativen Forschungsansatz zuwenden wollen, finden hier einen Leitfaden für Feldforschung im klinischen Alltag.

Preisänderungen vorbehalten

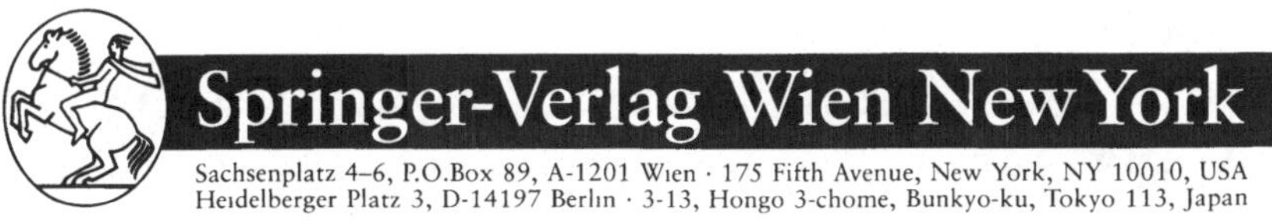

Sachsenplatz 4–6, P.O.Box 89, A-1201 Wien · 175 Fifth Avenue, New York, NY 10010, USA
Heidelberger Platz 3, D-14197 Berlin · 3-13, Hongo 3-chome, Bunkyo-ku, Tokyo 113, Japan

Österreichische Gesellschaft für Psychoonkologie (Hrsg.)

Jahrbuch der Psychoonkologie 1993

1993. 6 Abbildungen. IX, 133 Seiten.
Broschiert DM 39,–, öS 275,–
ISBN 3-211-82526-6

Redaktion:
H.P. Bilek, O. Frischenschlager (verantwortlich), W. König, G. Linemayr

Wissenschaftlicher Beirat: H. Becker, C. Buddeberg, M. Hartmann,
M. Kahleyss, R. Kreibich-Fischer, P. Kutter, M. Langer, B. Mangold,
P. Möhring, M. Ringler, G. Strittmatter, R. Verres, A. v. Vietinghoff-Scheel,
W. Wesiack, M. Wirsching

Inhaltsübersicht:
WissenschaftlicherTeil: Kappauf, H., Birkmann, J.: Psychoneuroimmuno-
logie und ihre Bedeutung für die Krebsforschung • Gatterer, G., Sandor-
Imre, B.: Psychosoziale Aspekte der Krebstherapie im höheren Lebensalter
• Bilek, H. P.: Über den psychotherapeutischen Zugang zu krebskran-
ken Menschen • Schlömer, U., Hübener, K.-H., Verres, R., Klusmann, K.,
Frost, M.: Psychosoziale Unterstützung für ambulante Strahlentherapiepatien-
ten: Entwicklung und Evaluation eines Modellprojektes • Schreiner-Frech, I.,
Langer, M.: Krankenhaushierarchie und Bewältigungsmechanismen bei
Karzinompatienten

Beiträge zur psychoonkologischen Weiterbildung: König, W.: Umgang mit
Extremsituationen • Über meinen Sohn - Referat mit Kommentar von H. P.
Bilek • Hartmann, M.: Buchbesprechung.

*Vorträge von den Jahrestagungen der Österreichischen Gesellschaft für
Psychoonkologie in Bad Ischl:* Simonton, C. O.: Die Rolle psychosozialer
Beratung in der Behandlung von Krebskranken • Hellinger, B.: Was in der
Schicksalsgemeinschaft von Familie und Sippe zu Krankheiten führt und zu
Selbstmord und Tod und was vielleicht diese Schicksale wendet • Büntig, W.:
Strukturierte Kommunikation in der Behandlung krebskranker Familien

Preisänderungen vorbehalten

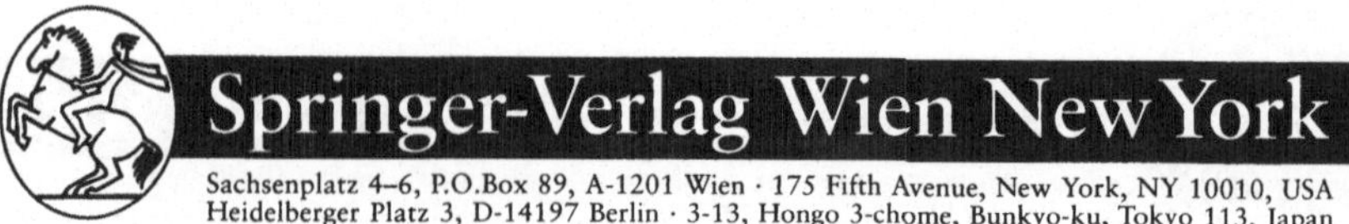

Sachsenplatz 4–6, P.O.Box 89, A-1201 Wien · 175 Fifth Avenue, New York, NY 10010, USA
Heidelberger Platz 3, D-14197 Berlin · 3-13, Hongo 3-chome, Bunkyo-ku, Tokyo 113, Japan

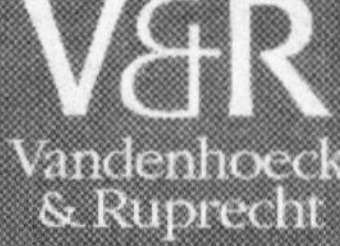

V&R
Vandenhoeck
& Ruprecht